U0397719

告别白内障

视界重塑的光明之旅

主编 杨 晋 曾秋林

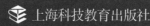

上海科技教育出版社

图书在版编目（CIP）数据

告别白内障:视界重塑的光明之旅 / 杨晋,曾秋林主编. --上海:上海科技教育出版社,2024.12.--ISBN 978-7-5428-8291-2

Ⅰ.R779.66

中国国家版本馆CIP数据核字第2024RQ6013号

责任编辑　杨　翎
装帧设计　符　劼

GAOBIE　BAINEIZHANG
告别白内障
视界重塑的光明之旅
主编　杨　晋　曾秋林

出版发行　上海科技教育出版社有限公司
　　　　　（上海市闵行区号景路159弄A座8楼　邮政编码201101）
网　　址　www.sste.com　www.ewen.co
经　　销　各地新华书店
印　　刷　上海昌鑫龙印务有限公司
开　　本　890×1240　1/32
印　　张　5
版　　次　2024年12月第1版
印　　次　2024年12月第1次印刷
书　　号　ISBN 978-7-5428-8291-2/R·494
定　　价　68.00元

杨晋,博士生导师,复旦大学附属眼耳鼻喉科医院眼科主任医师。美国约翰霍普金斯医院Wilmer眼科中心博士后,哈佛大学临床研究学者。上海医学会白内障学组委员。擅长各类屈光性人工晶体植入术、先天性及复杂白内障手术。以通信作者或第一作者发表SCI论文50余篇,主持6项国家级及省部级基金项目,参与获得5项上海市科技进步奖和教育部科技进步奖。

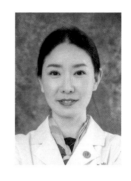

曾秋林,上海新视界东区眼科医院白内障科主任。上海市社会医疗机构协会眼科分会委员,上海浦东新区康健医疗卫生咨询服务中心理事。擅长各类复杂白内障超声乳化术,飞秒激光辅助白内障超声乳化术,屈光性白内障手术联合散光、多焦点人工晶体植入术等。参编《眼前节综合诊断分析仪临床应用》《临床眼科疾病学》专著,发表SCI论文2篇及全国眼科年会论文10余篇。

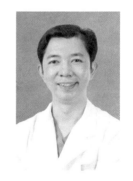

编写者名单

主　编

杨　晋　曾秋林

编　者

蔡　蕾　沈雯倩　糕宝娴　朱玲丽
张晓宸　周瑜杰　侯　蒙　林暄乔

现今,医学科技发展日新月异,知识浩瀚如海。作为医学同行也难以完全了解医学不同学科的相关知识,更不用说最新进展了。所以,医学知识的普及对于大众了解疾病显得尤为重要。眼科疾病中,白内障是导致视力障碍最常见的原因之一。虽然白内障的现代治疗手段已经比较完美,但大众误区还是很多,开展科普工作尤其迫切。当我得知复旦大学附属眼耳鼻喉科医院杨晋医生团队精心编撰的《告别白内障——视界重塑的光明之旅》一书即将由上海科技教育出版社出版,作为她的研究生导师,心中不禁涌起一股欣喜与激动。这本书的出版,不仅是对白内障这一常见眼病知识的普及,也是对广大白内障患者的一份关爱与责任。

我国白内障患者人数已超过2亿,这是一个庞大的数字,也是一个沉重的负担。每当我们走在街头巷尾,每当我们与亲朋好友相聚,都有可能遇到白内障患者。他们或因视力下降而行动不便,或因无法看清世界而心生恐惧,或因对手术恐惧而犹豫不决。正是这样的现状,让我深感白内障知识的科学普及已刻不容缓。

"只要活得够久,人人都会得白内障。"虽然这句话略显沉重,但却道出了白内障的普遍性和不可避免性。随着我们的老去,原本透明的晶状体会逐渐变得混浊,视力也会随之下降。除了衰老因素外,白内障形成与紫外线照射、糖尿病、高血压、心血管疾病、机体外伤、过量饮酒、吸烟、长期使用激素等有关。因此,了解白内障,对于我们每一个人都极为重要。

目前为止，尚无明确有效的药物能够治愈白内障。然而，幸运的是，我们拥有成熟且高效的手术技术。时间短、伤口微小、恢复快是白内障手术的特点。但由于大众对白内障危害认知的偏差，部分患者仍抱有"只要看得见，就能拖一拖"的心态，加上对白内障手术的恐惧等原因，很多患者都没有主动接受治疗。通过本书的知识，希望能够帮助更多人正确认识白内障，了解手术的必要性和安全性，从而早日摆脱疾病的困扰。

白内障是一个重要的公共卫生问题，除了需要专业的医学人员不懈努力，也需要全社会的共同参与，以提高对白内障的认知。本书的编写团队，有着丰富的白内障临床诊疗经验，每天接诊大量的患者，上至耄耋下至垂髫，因此能把深奥的理论知识用浅显易懂的语言表达出来，让人读来不觉枯燥，让每一位读者都能轻松掌握白内障的相关知识。

最后，我衷心希望这本书能够成为广大读者了解白内障的良师益友，也希望每一位读者都能从中受益。同时，我也期待听到大家宝贵的意见和建议，因为在我们共同努力推动白内障知识科学普及的征程上，每一位读者的声音都至关重要。

2024 年 3 月

前　言

　　白内障是常见致盲性眼病之一，世界卫生组织指出，白内障位居全球致盲性眼病首位。据中华医学会眼科学分会统计，我国60岁以上人群白内障发病率约为80%。第七次全国人口普查数据显示，我国60岁及以上人口已达2.64亿。据此估算，在我国有超过2亿的老年人正在遭受白内障的侵袭。

　　人体器官老化是白内障最主要的发病原因，随着年龄增长，白内障将威胁到每一位老年人。如果不及时治疗，白内障可致盲。但白内障也不是老年人的专属，未成年人、青年人、中年人都可能得白内障。白内障到底是什么？为什么会得白内障？只要做个手术就万事大吉了吗？其实，白内障的内涵远远不只是"做个手术"那么简单。

　　作为一名从业近30年的眼科医生，我亲身经历了白内障手术飞跃式的发展，如今的白内障手术已经从复明手术时代发展到了屈光手术时代。在多年的临床工作中，我接触到了各种各样的白内障患者，完成了数万例白内障手术。其中，印象最深刻的莫过于我亲手为父母做了白内障手术。前两年，在与父母的通话中，我得知二老的眼睛有点问题，视力下降，看东西模糊。根据父母的描述，我猜测他们

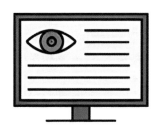

可能是患了白内障。于是建议他们尽快查一查。果不其然，经过检查，父母的确是患上了白内障。身为一名眼科医生，我深知手术是治疗白内障明确有效的方法，所以

我毫不犹豫地选择亲自操刀为父母手术。术后检查,父母的视力都恢复得不错。拆开纱布的那一刻,他们高兴得就像孩子一样,我看在眼里,喜在心里。那种作为医生的自豪和作为女儿的欢欣交织在一起,令我难忘。

正是因为有了这样的经历,我更能深刻体会到每一位白内障患者的难处。面对白内障,患者是茫然、无助的。而且即便是在上海这样的一线大城市,对白内障存在误解的患者还比比皆是。我深感作为一名公立三甲医院的医生,我有责任和义务为大众做好白内障相关的科普。

本书是一本循证医学的白内障科普书。主要聚焦白内障的分类、症状、治疗方法等内容,查阅了前沿的医学文献,以科学、客观的态度撰写成文,希望借本书传递给大众科学知识。

"人人都是自己健康的第一责任人。"希望广大的读者朋友能从书中获得丰富的白内障知识,对白内障有更多、更深入的理解。

复旦大学附属眼耳鼻喉科医院

眼科主任医师 杨晋

2024 年 3 月

目　录

CONTENT

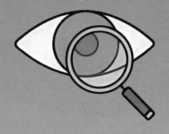

第一章

人人都有可能得白内障

唐代诗人白居易曾作《眼病二首》,其中写道:"散乱空中千片雪,蒙笼物上一重纱。纵逢晴景如看雾,不是春天亦见花。"从他的诗句中,你可以推测出这位大诗人得了什么眼病吗?根据现在的分析,白居易很可能得了白内障。白内障可不是一种现代病,从古至今都有关于白内障的记载,而且可以说,只要活得久,人人都会得白内障。

白内障不是老年人的专属。在临床工作中,我们发现中青年人群的白内障患者也并不少。所以,无论是青年人、中年人,还是老年人,都应该时刻关注自己的眼健康。

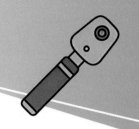

白内障到底是什么

　　白内障到底是什么样的疾病呢？经常有患者问这个问题。了解白内障的第一步,首先要知道眼睛的构造和人眼的成像原理。

　　你可以把眼睛看作一个照相机,角膜是照相机的定焦镜头,晶状体是照相机的变焦镜头,视网膜则是照相机的胶卷。当晶状体这个变焦镜头由于种种原因发生蛋白变性和混浊,进入眼内的光线就会被混浊的晶状体阻挡,无法在视网膜上形成清晰的图像,最终就会导致患者发生视物模糊、视力下降等症状。这混浊的晶状体就是白内障(图1-1)。

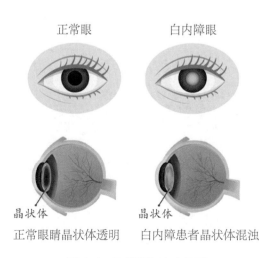

正常眼　　　　　白内障眼

晶状体　　　　　晶状体
正常眼睛晶状体透明　白内障患者晶状体混浊

图1-1　正常眼与白内障眼

白内障是眼科最常见的一种无痛性、可逆性致盲眼病。世界卫生组织指出，白内障位居全球致盲性眼病首位。我国是一个白内障大国，但是现在还有很多人对白内障存在误解，以为白内障就是眼睛上长了块白色的翳或者眼前有黑影飘过。事实上，大部分白内障用肉眼是看不出的，需要眼科医生经过专业检查才能确诊（图1-2）。

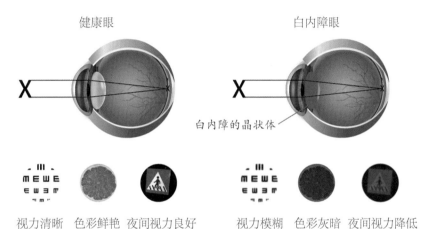

健康眼　　　　　　　　　白内障眼

白内障的晶状体

视力清晰　色彩鲜艳　夜间视力良好　　　视力模糊　色彩灰暗　夜间视力降低

图1-2 健康眼与白内障眼对比

白内障发病机制较为复杂，是机体内外各种因素对晶状体长期综合作用的结果，如老化、遗传、代谢异常、外伤、辐射、局部营养障碍以及某些全身代谢性疾病或免疫性疾病等。各种致病因素直接或者间接破坏晶状体的组织结构，干扰其正常代谢而导致晶状体蛋白变性发生混浊。临床上白内障按照病因可分为年龄相关性白内障、先天性白内障、并发性白内障、外伤性白内障、代谢性白内障、药物性白内障、辐射性白内障等。

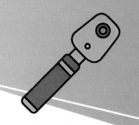

白内障的病因和分类

　　白内障是几乎人人都会得的眼病，随着年龄增长，没人能逃得掉。那么，每个人得的都是同一种白内障吗？白内障有哪些类型？各种类型白内障是怎么形成的？根据病因，白内障分为以下几类。

一、老年性白内障

　　我们日常说的白内障主要指年龄相关性白内障，俗称老年性白内障，顾名思义，与人体器官的衰老有关。随着年龄增长，人体所有的器官都会逐渐衰老。眼睛在衰老的过程中，晶状体也会由于衰老而发生一个漫长的氧化过程。在氧化过程中，晶状体蛋白发生变性，从透明状态变成混浊状态，这时就发生白内障了。因此，不管你是70岁还是90岁都会得白内障，就像头发变白、脸上长皱纹一样，这是一个不可逆性衰老的过程。

　　老年性白内障也是白内障中最常见的类型，好发于50岁以上的中老年人，随着年龄增长其发病率逐步上升。有研究统计，50岁以上人群老年性白内障的发病率为60%，60岁以上的人群高达80%，而80岁以上老年人白内障的患病率为100%。老年性白内障是晶状体老化后的退行性改变，除了与年龄相关，还与环境中的多种因素相关，较为确定的有紫外线照射，如赤道地区或者高原地区，老年性白内障的发病率较高且发病年龄提前。此外,还可能与全身性疾病(如糖尿病、高血压)、遗传因素及晶状体的营养和代谢状况等相关。

根据晶状体混浊部位的不同,临床上将老年性白内障分为3种,即皮质性、核性及后囊下性(图1-3~图1-5),其中皮质性最为常见。

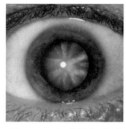 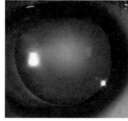 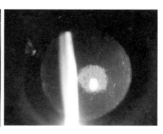

图1-3 皮质性白内障　　图1-4 核性白内障　　图1-5 后囊下性白内障

(一)皮质性白内障

混浊自周边浅层皮质开始,逐渐向中心扩展,占据大部分皮质区。其发病过程分为4期:初发期、膨胀期、成熟期及过熟期。

(1)初发期:表现为晶状体呈现不均匀的楔形样混浊,类似羽毛状,由周边向中央发展,甚至抵达中央区。患者通常不表现为视力下降,也没有其他不适症状,病程进展缓慢。初发期以观察为主,无须治疗。

(2)膨胀期:又称未成熟期,此期晶状体的混浊逐渐发展。晶状体吸收大量水分,导致体积增大和膨胀。专科裂隙灯检查可见晶状体混浊明显,前房变浅、房角变窄。患者会明显感觉视力下降,视物模糊不清。此期存在诱发闭角型青光眼急性发作的风险,患者应定期去医院检查,明确是否需要治疗干预。

(3)成熟期:此期晶状体混浊进一步加重,甚至严重到医生无法观察眼底视网膜,也无法用眼底照相、光学相干断层扫描(OCT)等仪器检查眼底。这一时期的患者视力明显下降,明显影响日常生活和

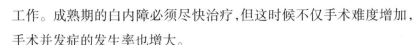

工作。成熟期的白内障必须尽快治疗,但这时候不仅手术难度增加,手术并发症的发生率也增大。

（4）过熟期:此期晶状体由于核完全成熟,体积反而缩小,又由于重力作用发生核下沉,部分患者会突然感觉视力有所提高。但此时液化溢出的晶状体皮质会进入前房,诱发眼部的自身免疫反应,引起晶状体过敏性葡萄膜炎。此外,脱落的成熟晶状体碎屑也容易积聚在房角堵塞小梁网,导致晶状体溶解性青光眼。这一时期往往还合并晶状体悬韧带的异常,导致手术难度大、手术并发症发生率高。

(二) 核性白内障

发病较皮质性白内障更早一些,可在40岁左右开始,但进展相对缓慢。晶状体是被囊膜包裹的器官,晶状体代谢过程中晶状体上皮细胞不断增殖,分化成纤维并向核挤压,导致晶状体不断变厚,核密度也越来越高。这时晶状体会从青年人的透明色,逐渐变成中年人的淡黄色、老年人的黄褐色、棕色、棕黑色甚至黑色,透光率也逐渐下降。早期因晶状体核越来越致密,导致患者屈光状态发生改变,远视力缓慢下降,出现晶状体源性的近视;后期晶状体混浊越来越明显,视力也会发生极度减退。

(三) 后囊下性白内障

在裂隙灯显微镜下可以看到晶状体后囊膜下有大量黄色、棕黄色致密的点状、空泡状及结晶样颗粒构成的盘状混浊,外观类似锅巴状,就像是蒸米饭锅底烧糊了形成一层焦块。后囊下性白内障的晶状体混浊往往位于人眼视轴的中央区,刚好阻挡光线,加上人瞳孔在光线较强的环境下会反射性缩小,这样挡住的光线就更多,所以后囊下性白内障患者早期就会出现明显的视力障碍;反之在阴天或者在傍晚等光线相对弱一些的环境下,瞳孔会反射性扩大,光线可以通过混浊部位的周边进入眼内,视力反而会好一些。后囊下性混浊可单独发生,也可合并其他类型白内障。

二、儿童先天性白内障

　　先天性白内障的发病机制较为复杂,可能与遗传、环境因素有关。先天性白内障指出生前即存在或出生后才逐渐形成的先天遗传或发育障碍的白内障。先天性白内障是一种较常见的儿童眼病,也是造成儿童失明和弱视的重要原因之一。

　　先天性白内障的主要表现除了晶状体的混浊,还有斜视、眼球震颤(发病率约20%)、原始玻璃体增生等,对患儿造成视觉障碍,甚至视觉剥夺(剥夺时间>6周与眼球震颤高度相关)。双侧白内障患儿发生眼球震颤较单侧白内障患儿更为普遍。先天性白内障若不能及时发现、及时治疗,可能会造成患儿永久性的视力损伤。

　　先天性白内障形态学表现差异较大,有核性、绕核性、前极性、后极性、粉尘状、膜性、点状、花冠状、后囊下性、全白内障等,如下图1-6~图1-14所示:

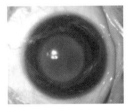
图1-6　核性白内障

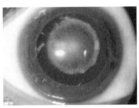
图1-7　绕核性白内障

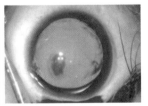
图1-8　前极性白内障

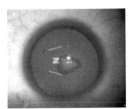
图1-9　后极性白内障

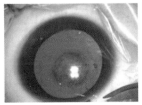
图1-10　粉尘状白内障

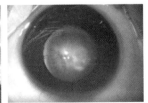
图1-11　膜性白内障

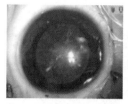 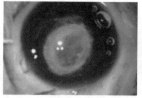 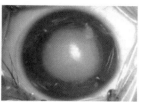

图1-12 花冠状白内障　图1-13 后囊下性白内障　图 1-14 全白内障

先天性白内障具有儿童检查难配合、生物测量误差大、手术并发症多、治疗效果差的特点。全世界有20多万儿童因白内障致盲，发病率为0.01%~0.06%。早发现、早诊断，适时手术，术后及时弱视治疗是先天性白内障的防治重点。对于致密性白内障患儿，手术时机特别关键，最好在出生10周内手术，否则术后视力预后较差；而核性、绕核性等非致密性先天性白内障，根据晶状体混浊对视力的影响程度进行择期手术，也可以降低由于低龄手术带来的各种风险。

虽然目前尚未能完全阻止先天性白内障的发生，但根据已知的高危因素可以采取相应措施，降低发病率，如孕期规范服用药物、避免感染发生、定期孕检等。如果新生儿体检时发现眼底照相不清楚、有视物障碍，或者瞳孔区颜色发白，合并斜视，须及早检查明确病因，必要时进行手术治疗，避免对视功能造成不可逆性损伤。

三、其他类型白内障

还有一些比较常见的白内障类型，如高度近视患者的并发性白内障、糖尿病患者的代谢性白内障、眼外伤患者的外伤性白内障、药物性或中毒性白内障及辐射性白内障。

（一）糖尿病患者的代谢性白内障

也称糖尿病性白内障，是糖尿病患者的一种眼部并发症，主要与晶状体糖代谢紊乱有关。糖尿病性白内障分为两种类型。

（1）真性糖尿病性白内障：见于1型青少年糖尿病患者，多双眼发病，发展较为迅速，可在短时间内发展为完全性白内障。随着患者的血糖高低变化可伴有近视、远视等屈光改变。

（2）合并老年性皮质性白内障：这种类型比较多见，临床表现和老年性白内障差不多，只是发病年龄更早，发展更迅速。

糖尿病患者的高血糖和高糖化血红蛋白是加速白内障发展的重要因素。因此，应积极控制血糖，一定程度上可延缓晶状体混浊的进展，也能延缓糖尿病视网膜病变的发展，使患者保存相对良好的眼底视功能，为将来白内障摘除后获得较好的视觉质量奠定基础。糖尿病患者的白内障治疗建议全程规范化、个体化血糖管理，定期眼科随访。当白内障明显影响糖尿病患者的视力和日常生活，或者已经影响眼底检查和治疗时，应在血糖控制平稳的情况下行白内障手术。

（二）外伤患者的外伤性白内障

眼球钝挫伤、穿通伤、化学伤及电击伤等外伤引起的白内障称为外伤性白内障。其中以眼球穿通伤更为常见，多见于儿童和青壮年。外伤性白内障的类型较多，具体分为以下4种。

（1）钝挫伤导致白内障：多由物体撞击所致，钝伤时引起浅层皮质的晶状体纤维水肿、变性，并进入深层皮质，最终形成局限性晶状体混浊。这种外伤性白内障对视力影响早期较小，但随着时间的推移，部分患者在若干年后白内障开始加重且影响视力。眼部挫伤后还可能伴有前房出血、房角后退、晶状体半脱位或全脱位，继发青光眼及视网膜视神经挫伤等，均可能影响视力。

（2）穿通伤导致白内障：穿通时一般存在晶状体前囊膜破裂，房水渗入晶状体内导致蛋白变性，形成白色混浊。晶状体皮质从囊膜破口溢出至前房还会导致晶状体溶解性青光眼或晶状体溶解性葡萄膜炎。若合并有眼内异物，异物在眼内还会引起炎性反应，铜锈症或铁锈症等亦可诱发白内障。外伤性白内障是否需要第一时间手术，主要看穿通伤口的严重程度。如果角膜伤口大，一般先行角膜伤口缝合，待角膜伤口状态稳定再行白内障手术。

（3）化学伤导致白内障：碱性化合物接触眼球后会快速渗透到眼球内部，导致房水的pH值升高及抗坏血酸水平降低，迅速发生皮质性白内障。这类化学伤导致的白内障预后较差。相对而言，酸性物质的穿透性较弱，酸烧伤一般不易导致白内障。

（4）电击性白内障：由于受雷电打击或身体上通过高压电导致的外伤性白内障，好发于电工。由于晶状体含有大量蛋白质，电阻较大。当电流传导到晶状体前囊膜时，遇到较大电阻产生热能，引起晶状体囊膜通透性改变和晶状体纤维蛋白变性凝固，导致晶状体局部或完全性混浊。典型症状为视力减退，但发生时间长短不一，可为数日或数年。无特效药物治疗，影响视力时可行白内障手术治疗。

（三）药物性或中毒性白内障

主要是患有某些慢性病需要长期使用皮质类固醇、氯丙嗪、抗肿瘤药物、缩瞳剂等药物所导致。长期使用上述药物的患者平时应密切关注自己的视力变化，若服药期间视力发生变化，须及时到眼科检查，明确原因，酌情考虑更换药物，避免加重白内障的发生发展。接触一些有害化学物质，如苯及含苯化合物，其中包括硝基苯、乙苯、苯酚、萘及萘酚等，也可能影响晶状体代谢，造成不同类型和形态的晶状体混浊，平时应做好相应的防护措施。

（四）辐射性白内障

主要包括电离辐射性白内障（X射线、γ射线及中子辐射）、红外线性白内障、微波性白内障等。多见于放射线工作接触者及放疗患者。此外，大剂量紫外线辐射可诱发急性白内障。被诊断为辐射性白内障的患者应脱离放射线环境并接受治疗，且需要定期随访。

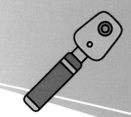

白内障的危害及影响

眼睛是心灵的窗户,能让我们看见美、发现美;而得了白内障,相当于给这扇窗户蒙上了纱,没办法再领略生活之美,这种感觉真的太难受。此外,白内障如果不治疗,眼睛真的会瞎吗?答案是:如果久拖不治,引起一系列的并发症,可能真的会失明!

一、白内障的危害

(1)视力下降、对比敏感度下降、屈光度改变、单眼复视或多视、眩光、色觉改变及视野缺损。由此可能会影响到患者的日常生活和工作,尤其是夜间驾驶。

(2)皮质性白内障在晶状体的膨胀期,晶状体吸水膨胀变大,会把虹膜往前推移,导致前房变浅,容易诱发急性闭角型青光眼。患者表现为眼部剧痛、头痛、恶心、呕吐,严重的高眼压持续不降会导致视神经发生不可逆性损伤。

(3)白内障的混浊加重还会干扰眼底疾病的观察和治疗。对于一些同时合并眼底疾病的白内障患者,如糖尿病视网膜病变,年龄相关性黄斑变性、视神经萎缩等,由于晶状体混浊导致医生无法看清眼底视网膜视神经,眼底病变长期得不到治疗,会引发视网膜脱离、黄斑萎缩、视神经萎缩等严重后果,可造成不可逆性失明。

（4）过熟期的白内障,因囊膜变性,囊膜通透性增加甚至破裂,液化的晶状体皮质溢出,进入房水可诱发自身免疫反应,引起晶状体过敏性葡萄膜炎。晶状体皮质颗粒进入前房并积聚在前房角,堵塞小梁网,产生晶状体溶解性青光眼。

二、白内障对患者生活的影响

早期白内障患者的晶状体先从周边开始混浊,不影响正常生活。当晶状体中央部位也开始出现混浊时,会有明显的视力下降,眼前的世界也会渐渐变得模糊、重影等。

同时晶状体纤维不断分化向中间聚集,晶状体密度增加,失去调节能力,导致老花或假性近视增加,这些也会给生活和工作带来不便。如过马路看不清红绿灯,容易发生交通事故;相识好友面对面迎来却无法辨别出;驾驶证审核无法通过;手机和电脑屏上的字看不清;甚至容易发生走楼梯、下台阶时跌倒、摔伤等。老花导致看近不便且不能持久,失去阅读的兴趣爱好。

当白内障发展到膨胀期时,由于晶状体膨胀、前房变浅、房水外流受阻,还可能诱发急性闭角型青光眼,严重时视力急剧下降,甚至会导致失明,致使生活不能自理等。

三、白内障对患者心理的影响

白内障除了对生活造成影响外,还可能对患者的心理产生影响。

1. 焦虑和不安

由于白内障导致的视力下降和视物模糊,患者可能会感到焦虑和不安。他们会担心自己的视力进一步恶化,影响日常生活和工作。这种焦虑和不安可能会随着病情的加重而加剧。

2. 情绪低落

由于视力下降和视物模糊,患者可能会感到情绪低落,可能会失去自信心,感到自己无法独立生活和工作。这种情绪可能会导致患者陷入抑郁状态,影响他们的心理健康。

3. 自尊心受挫

白内障患者可能会感到自尊心受挫。他们可能会认为自己成为家庭的负担,需要依赖他人的帮助来完成日常生活和工作。这种自尊心受挫可能会导致患者产生自卑感,进而影响他们的心理健康。

4. 担心治疗费用

患者可能会担心白内障治疗费用过高而放弃治疗。这种担心可能会使患者陷入经济和心理的双重困境,给患者带来消极情绪,影响他们的生活和心理。

因此,对于白内障患者,除了接受专业的眼科治疗外,还需要关注他们的心理健康。患者需要自我调整心态,积极面对治疗和生活中的各种问题。

说了这么多白内障的危害,你一定也想知道,得了白内障需要立即手术治疗吗?并不尽然。白内障的治疗需要分阶段。在白内障的早、中期,视力虽然下降,但如果不影响日常生活和工作则宜定期随访。白内障无特效的药物治疗,手术是白内障的唯一治疗手段。

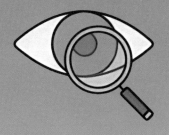

第二章

我是不是得白内障了呢

　　"花有重开日，人无再少年。"这句诗的意思是花谢了有重开的时候，人老了就不能返回到少年时代。随着年龄增长，各处身体功能会慢慢出现退化，不再像年轻时那般健康。大家是不是在不经意间发现腿脚好像没以前有力了，记忆没有从前好了，眼睛还有点模糊了……这些都是身体器官功能逐步老化的标志。其中，眼睛模糊很可能是得了白内障。那么在生活中，要怎样判断自己是不是真的得了白内障呢？首先要了解白内障的症状，以及给生活带来的影响。本章将教大家如何初步判断自己是不是得了白内障。

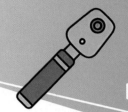

白内障常见的临床症状

一、视力下降

　　这是白内障最重要的症状。晶状体周边部的轻度混浊可不影响视力,而位于晶状体中央的混浊,即使范围很小、程度很轻,但对视力的影响很大。尤其在强光下,由于瞳孔收缩变小,进入眼内光线减少,视力下降会更明显。晶状体混浊严重时,视力可下降到仅有手动或光感。与视力逐渐下降的皮质性白内障不同,核性白内障在早期具有一定的迷惑性,会出现短暂的看近视力提高、看远视力下降的现象;后囊下性白内障会出现比较严重的远、近视力均下降,会出现如同被"塑料薄膜"蒙住双眼的模糊感。

二、对比敏感度下降

　　部分白内障患者对色彩的辨识度下降,眼前的世界不再如以前那样鲜艳,仿佛变成黑白世界。人们在生活中对物体的识别能力取决于两个因素,一个是对比敏感度,另一个是空间分辨率。临床上所用到的视力表是白色的背景、黑色的字,这是一种高对比度的注视目标。而实际生活中的物体并不一定都具有这么高的对比度。这时就会出现部分患者视力表检查的视力还挺好,但实际生活中总觉得视力不够用。那为什么白内障患者的对比敏感度会下降呢?早期白内障,是由于发生了瑞利散射。如天空看上去为蓝色的,也是因为瑞利散射,短波长的蓝光更容易被散射开。这种散射发生在眼内,就会导致对比敏感度下降,但此时视力可正常,因为长波的光还能透过(图2-1)。如果晶状体形成进一步的大颗粒混浊,则会导致米散射,此时才会引起视力明显下降(图2-2)。因此,部分早期白内障虽然不引起视力表检查的视力下降,但会有眼内散射增加,使患者在实际生活和工作中,尤其在强光下视力较差,易产生视疲劳。

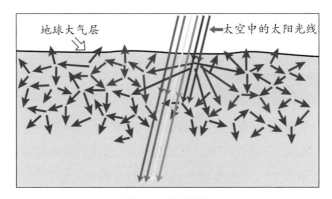

图2-1　瑞利散射

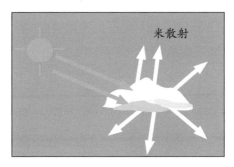

图2-2　米散射

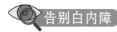

三、屈光度改变

我们常跟患者说,把人眼比作照相机,晶状体相当于照相机镜头。为什么这样说呢?因为人眼的结构比较复杂,有负责将光信号转成视觉信号的眼底视网膜、有负责传导视觉信号到大脑中枢的视神经、有负责眼球转动的眼外肌、有负责成像的屈光介质(角膜和晶状体)。晶状体就是眼球屈光介质的一员。晶状体核性混浊导致屈光指数增加,晶状体屈光力增强,产生晶状体源性近视,表现为原有近视度数加深或老视减轻。晶状体皮质性混浊发展至膨胀期,晶状体厚度增加,也会产生晶状体源性近视。若晶状体内部混浊程度不一,也可产生晶状体源性散光。

四、单眼复视或多视

单眼复视指一眼注视时出现两个影像,这是由于一个物体同时落在一眼视网膜的两个不同部位引起的。单眼复视的特点是遮盖一眼时复视不消失。单眼复视是眼部本身疾病引起的,引发单眼复视或多视的主要原因有屈光不正(特别是散光)、角膜病变、白内障、晶状体半脱位、虹膜根部离断或虹膜手术(双瞳孔)。当晶状体出现混浊或水隙形成,使各部屈光力不均产生类似棱镜的效果,患者视物出现模糊伴重影,即单眼复视或多视。

五、眩光

白内障患者眩光的原因是由于晶状体混浊导致光线的散射和干扰,进而影响视觉质量。晶状体混浊会造成以下两种光学现象,进而产生眩光症状。

（1）光线散射：晶状体混浊会导致光线在进入眼球时发生散射，即光线在混浊晶状体内部不同地方的折射方向不一致，使得光线无法准确聚焦在视网膜上，造成视觉模糊和眩光感。

（2）反射和折射：受混浊晶状体的影响，光线在眼球内部发生反射和折射异常，使得眼睛无法有效过滤光线，导致眩光症状，尤其在强光照射下更加明显。

因此，白内障患者眩光的发生与晶状体混浊导致的光学问题有关，其影响了光线的正常传播和聚焦。如果白内障已严重影响视力和日常生活，手术治疗是解决眩光和其他视觉问题最有效的方法。

六、色觉改变

白内障患者在病情进展时可能会合并色觉改变。白内障会让眼睛的晶状体变得混浊，影响光线透过，导致色觉受损，表现为色彩混淆或辨识困难。混浊晶状体对光谱中位于蓝光端的光线吸收增强，使患者对这些光的色觉敏感度下降。晶状体核颜色的改变也可使患眼产生色觉改变。

白内障患者在色觉方面可能表现为以下情况。

（1）颜色变浅：白内障患者视野中的颜色可能变得模糊和暗淡，而不是清晰、鲜明的。

（2）颜色辨识困难：晶状体混浊影响光线透过，使得颜色的对比度降低，造成颜色之间的区分困难，尤其是在相似颜色或低饱和度的情况下。

（3）难以区分蓝色和紫色：白内障可能导致蓝色和紫色之间的区分困难，难以区分这两种颜色。

（4）对彩色图像的理解有困难：白内障患者在观看彩色图像或

照片时可能会发现难以准确理解其中的色彩细节和差异,造成视觉上的困惑。需要注意的是,色觉改变并不一定都是白内障造成的。

因此,如果有色觉改变的症状,最好及时就医,以获取正确的诊断和治疗建议。

七、视野缺损

晶状体不同部位的不同程度混浊使白内障患者视野产生不同程度的缺损。

白内障引起视野缺损的主要原因包括以下两点。

(1)晶状体混浊:晶状体混浊阻碍光线进入眼内聚焦于视网膜。这种混浊会减弱或扭曲来自外界的投射光线,导致视野缺损。

(2)引起高度散光:晶状体混浊使眼睛更容易受到外部光源的散射影响,导致强光下视野缺损或眩光等症状。

综上所述,白内障导致视野缺损的原因主要是晶状体混浊引起的光线散射和扭曲,或者可能合并其他视神经问题产生视野缺损。对于上述两点白内障导致的视野缺损,只要及时治疗白内障即可有效减轻这些影响,恢复正常视野和视觉功能。你自己或身边的人如果有视野缺损的症状,建议尽快就医,寻求眼科专家的诊断和治疗。

如何自测是否有白内障

　　人眼成像和照相机成像都源自凸凹透镜折射原理,晶状体这个天然凸透镜的厚薄能调节人眼成像的清晰度。看近时晶状体这个天然凸透镜会变厚,看远时晶状体这个天然凸透镜则会变薄。通过这个方式,来自远方的平行光线射入眼内,经过眼内的屈光系统(包括角膜、前后房水、晶状体、玻璃体),其焦点刚好落于视网膜上形成清晰的物像(图2-3)。

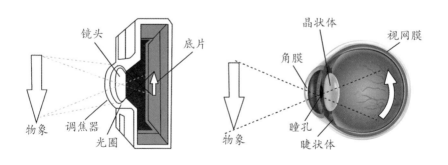

图2-3　相机成像与人眼成像原理

21

一般而言,成年人的近视加深并不常见。普通近视患者一般20岁左右近视度数就趋于稳定,极少数成年人可能会由于长时间近距离用眼,而导致成年后近视加深。高度近视的部分患者会在40岁开始发生近视度数突然加深,这时往往误认为是单纯近视加深,首先选择去眼镜店进行验光配镜。结果发现换了眼镜后视力并无明显提高,或者换了一副度数更深的眼镜后视力有所提高,但3个月后近视度数又加深。这种情况真正的原因可能是晶状体发生"核性混浊",表现为晶状体密度增大,晶状体核厚度增大,前后表面越来越凸起。上述情况综合起来导致晶状体屈光折射率变大,平行光线进入眼内的焦点成像前移,导致配镜的近视度数加深,从而引发晶状体源性近视增加。

二、老花眼突然"变好",有可能是老年性白内障的皮质性膨胀期

人体的眼睛构造很像一部照相机,是依靠一些"调节装置"来视物的,包括眼内晶状体和睫状肌。看近的时候,睫状肌收缩,晶状体变凸,使物像正好落在视网膜上,看东西就清楚。随着年龄增长,眼睛的"调节装置"老化,不能调节了,这就是老花。老花眼其实是老年人的一种正常的生理现象。而部分老年人在某个时间段发现原有的老花眼症状突然缓解,不用老花镜也能看书写字,甚至可以穿针引线,十分高兴。自己也没返老还童呀,怎么会出现这种情况呢? 其实是随着年龄增长,晶状体内渗透压改变导致皮质吸水肿胀(即白内障的膨胀期)。晶状体膨胀变凸使中央部分的屈光力增加,产生晶状体源性近视,刚好和部分老花相抵消。这时就会出现短期内看近物体变得清楚,或改用度数较低的老花镜,甚至不必戴镜。这种现象其实就是得了白内障的一种表现。而且这个阶

段由于晶状体膨胀,易堵塞房角,还可能诱发青光眼急性大发作。若视力突然急剧下降,并伴有眼痛、头痛、恶心,一定要及时去医院检查。

三、室外强光下没有室内看得清楚,可能是得白内障

平时如果感觉很怕光,并且在强光下视力明显下降,而在室内光线下反而看东西清楚很多,这种情况大多和皮质性白内障有关。当皮质混浊区域从周边向瞳孔中央区发展,光线进入眼内发生散射,特别是强光下,瞳孔进一步收缩,进入眼内光线进一步减少,导致越是在强烈光线下越看不清;而在室内光线或晚上时,瞳孔变大,光线可以通过更多的混浊皮质裂隙进入眼内,反而视物变得更清楚。

四、看灯光时,一个灯变成很多个灯,八成是得白内障

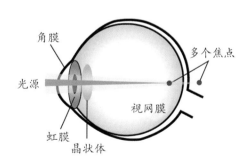

图2-4 白内障导致的单眼复视

图2-4所示情况是我们所说的白内障导致的单眼复视。

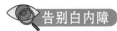

晶状体混浊后,光线会在眼内发生散射。即便是在白内障发病的早期,患者的晶状体也会有部分混浊,导致光线通过混浊的晶状体投射到视网膜上的物像会产生双影或多影等。这些都是白内障导致的视觉干扰现象(图2-5)。

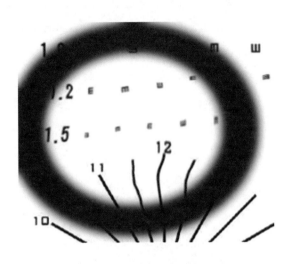

图2-5 白内障导致的视觉干扰现象

五、感觉看东西都像雾霾天,也提示白内障的可能

有些老年人平时会觉得眼前时常有轻度雾感,在强光下尤为明显;随着年龄增长,雾感范围变大并变浓厚,最后发展成眼前世界灰蒙蒙一片,就像雾霾天。如果这种感觉无论怎么洗脸,冲洗眼睛或者擦眼镜都去不掉,大概率与后囊下性白内障有关。后囊下性白内障的晶状体混浊部位多发在瞳孔视轴区,早期相对轻,瞳孔区其他区域尚透明,但由于在视轴上,对视力还是有一定影响的;随着瞳孔区混浊的范围增大,甚至混浊范围占据整个瞳孔区时,就会感觉天天生活

在雾霾的世界里,让人心情烦闷。后囊下性白内障发病一般较早,且发展较快,往往与药物、全身系统疾病或眼部疾病相关。比如糖尿病、免疫性疾病、全身或局部长期使用皮质类固醇激素、视网膜色素变性等患者易发生后囊下性白内障。

白内障的自测并不难,只要你能耐心看完本章,那么就能成为诊断白内障的半个医生。你不但能大概判断自己是否得了白内障,还能判断自己是得了哪种类型的白内障。自测只是第一步,要想明确诊断,还得到医院找专业的眼科医生。医生确诊其实很简单,只需要通过裂隙灯检查你眼内的晶状体是否混浊。而是否需要手术治疗,以及如何选择一个适合自己的人工晶体就复杂得多。接下来的章节将给大家介绍白内障的防治及如何选择人工晶体。

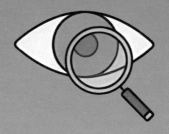

第三章

白内障治疗的适宜对策

　　"得了白内障,可以用药物来治疗吗? 能不能不做手术?"出于对手术的种种担忧,总有患者会提出这个问题。医生也总是在反复强调:得了白内障,手术才是正道。白内障手术已经进入了无刀时代,高效、安全、无痛,早点做就能早点获得更好的视力。看完本章,想必你就不会再担心手术了。

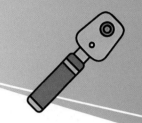

药物治疗的现状

多年来,科学家对白内障的病因和发病机制进行了大量研究,针对不同的病因学说,研发不同的药物治疗白内障。尽管目前在世界范围内有40多种抗白内障的药物在临床上广泛使用,但其疗效均不十分确切。

一、辅助营养类药物

晶状体混浊多合并营养障碍,研究认为和缺乏氨基酸、微量元素(如钙、镁、钾、硒等)以及维生素等相关。可适当补充营养制剂,包括一些无机盐配方、游离氨基酸配方、微量元素,以及维生素C、维生素E等。

二、醌型学说相关药物

老年性白内障患者晶状体内色氨酸、酪氨酸等代谢异常,产生醌型(quinone)物质,可氧化损伤晶状体蛋白基(-SH)而使晶状体混浊。临床上的吡诺克辛类滴眼液(白内停、卡林-U)可阻止醌型物质的氧化作用,用于治疗早期白内障。

三、抗氧化损伤药物

包括谷胱甘肽(依士安)等。

四、醛糖还原酶抑制剂

如苄达赖氨酸滴眼液(莎普爱思)。

五、中医中药

包括麝珠明目滴眼液、石斛夜光丸、障翳散和障眼明等。

尽管市面上不少滴眼液都在用于治疗早期白内障或者延缓白内障进展,但其有效性仍待考证。2017年美国眼科学会年会上,参会的各国专家达成共识,就是迄今为止还没有任何一种药物可有效预防或治疗白内障。

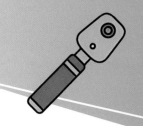

手术治疗的发展历程

目前治疗白内障的唯一有效手段就是手术。通过手术清除原有混浊的晶状体,同时植入一枚新的人工晶体,取代原有晶状体。据世界卫生组织报道,截至2010年,全球有近2000万人接受了白内障手术,而这一数字在2020年达到3200万,可以预见白内障手术将迎来一个高峰。

白内障手术已有4000多年的历史,根据术式的改变大概分为4个阶段。

(一)针拨术阶段

通常用于"成熟"的白内障。用特殊工具将混浊的晶状体移出视轴,视力得到一定提升。这种手术方法是在没有足够的眼解剖知识指导下操作的,其操作时对眼组织的损伤、保留在眼内的晶状体、落后的无菌技术等都会引发较多的并发症。针拨术的具体起源不详,最早是公元前约1800年,古巴比伦的汉谟拉比王国石碑上有一段楔形文字,"医生用一枚铜针插入眼白,向下推,会引起疼痛",这可能是关于白内障手术的最早记载。公元前14世纪,古埃及新王国底比斯城的石棺画也有类似治疗的画像。

公元前约600年,古印度马哈尔什·苏胥如塔(Maharshi Sushruta)医生在他的专著中详细描述了针拨术的过程。这种手术方法从公元前一直流传到中世纪的西方(图3-1)。

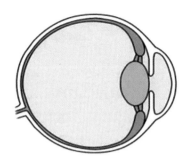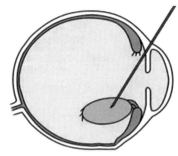

图3-1　针拨术图示

在我国,白内障手术的最早记载出现在唐代的《外台秘要·出眼疾候》。而金针拨障术,其实是从古印度传入我国的。这种手术方法与我国的针灸理念相似,因此被中国古代医生广泛接受和应用。唐代大诗人白居易在他的诗中描述了白内障的症状,以及金针拨障术的效果。他写道:"案上漫铺龙树论,盒中虚贮决明丸,人间方药应无益,争得金篦试刮看。"这说明,治疗白内障尽管有许多药物,但大多无益,手术是唯一的选择。

(二) 针拨术、白内障囊外摘除、白内障囊内摘除术共存阶段

在针拨术出现3000多年后,法国眼科医生雅克·达维耶尔(Jacques Daviel)在完成大量针拨术基础上,于1745年创新了白内障囊外摘除方法,诞生了第一例传统白内障囊外摘除术,也是现代囊外摘除术的雏形。他也因此被称为白内障手术划时代的英雄。其白内障摘除术手术方法是取坐位,手指开睑,以枪状刀自下方角膜缘切开,以锐针切开前囊,晶状体匙压迫法娩核,清除残留的皮质,角膜瓣复位,不缝线,包扎。但该术式在初期暴露出许多问题,如皮质残留较多引起炎性反应、虹膜后粘连和瞳孔阻滞等。为避免以上问题,此后的100年间白内障手术不断改进,出现了白内障囊内摘除术。该术式是指离断晶状体悬韧带后将晶状体完整摘除,既解除了白内障

对入眼光线的阻挡,又大大减少因皮质残留导致的并发症,在当时还是很受推崇。但该术式仍有不保留晶状体后囊,术后黄斑囊样水肿、玻璃体脱出、视网膜裂孔、视网膜脱离等并发症增多的缺点。

20世纪80年代,随着显微手术技术和闭合注吸系统的出现,白内障囊内摘除术逐步被现代白内障囊外摘除术代替。在手术显微镜及辅助器械的帮助下,医生可以清晰观察眼内解剖结构,大大减少晶状体囊膜破裂、皮质残留等并发症,手术安全性显著提高。但是,以上白内障术式都仅是摘除混浊的晶状体,未植入晶状体的替代物,术后患者无晶状体眼会处于一种高度远视状态,需要佩戴很厚的远视眼镜矫正屈光不正,导致术后视网膜成像放大率改变及高阶像差的改变,严重影响患者术后的视觉质量。

(三)现代白内障囊外摘除联合人工晶体植入术阶段

白内障摘除术只解决了透光问题,术后的患者变成了远视眼,需要佩戴厚重的远视眼镜来提高视力。如何恢复晶状体的另一个重要功能——屈光,还有待解决。19世纪初,眼科医生不断尝试在眼内植入"人工晶体",但并未取得成功。直到1949年,英国医生哈罗德·里德利(Harold Ridley)为1例45岁的白内障患者成功植入一枚聚甲基丙烯酸甲酯(PMMA)材质的人工晶体,开创了眼科学新纪元,由此推动了人工晶体设计和材料领域的不断进步。在开始的数十年里,研究主要集中在人工晶体在眼内植入的位置与生产工艺技术的提升,人工晶体植入术的安全性逐步提高后,极大地推动了现代白内障囊外摘除技术的应用与推广。由于人工晶体植入的位置与晶状体生理位置接近,术后患者的视觉质量得到提高。但在该阶段,白内障手术切口仍较大,宽约12 mm的大切口导致术后散光大,所以该阶段手术目的也仅是复明。20世纪80年代开始,我国眼科医生对现代囊外白内障摘除技术一直进行不断探索,伴随折叠式人工晶体的逐步普及,白内障囊外摘除术的手术切口也缩小至5 mm左右,大大减少了由于大切口产生的散光。此术式对设备要求低,在过去30年内,我国很多偏远基层医院仍以这种手术方法为治疗白内障的主要术式。

(四)超声乳化白内障摘除联合人工晶体植入术阶段

美国眼科医生查尔斯·凯尔曼(Charles Kelman)受口腔超声波洁牙的启发,在1967年发明超声乳化仪用于白内障超声乳化吸除术,使原来的大手术切口缩小到1.8~3 mm,恢复时间更短。该术式一直到现在仍作为白内障手术的主流术式,查尔斯·凯尔曼因此被称为白内障超声乳化术之父。为了减小超声乳化带来的眼部热损伤,后来又相继出现了激光乳化技术、声波乳化技术、"冷超声乳化"技术等,减少术中超声乳化释放的热量,减少眼内组织损伤,进一步提高手术安全性。

1993年,美国密歇根大学实验室的中国博士生视网膜遭受意外激光烧伤,眼科医生由此发现啁啾脉冲放大短而强的飞秒(fs)激光脉冲(相当于10^{-15} s)可以在眼球组织中产生气化精确点,不损害周围组织。1994年,眼科领域开始研发飞秒激光在眼科手术中的应用。2008年,研制出飞秒激光白内障手术,用于完成角膜切口制作、晶状体囊膜切开及晶状体预劈核技术。飞秒激光的研究者获得了2018年诺贝尔物理学奖和2022年金鹅奖,白内障手术也进入了新的精准飞秒激光辅助的白内障超声乳化时代。

患者的需求加速了功能性人工晶体的不断开发,从硬质人工晶体转向可折叠式人工晶体;从球面人工晶体向非球面人工晶体、复曲面人工晶体逐步过渡;从单焦点人工晶体发展成多焦点,三焦点人工晶体及连续视程型人工晶体。这些改进明显改善患者的术后功能性视力,从而使白内障手术也从复明性时代进入屈光性时代。

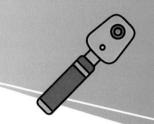

主要术式的临床应用

一、白内障囊外摘除术

白内障囊外摘除术(ECCE)是在上方角巩膜缘作一大切口,将混浊的晶状体核和皮质摘除而保留后囊膜的手术方式。该术式保留完整的后囊膜,减少了对眼内结构的干扰和破坏,从而有助于防止玻璃体脱出及其引起的并发症,也为顺利植入后房型人工晶体创造了条件。

白内障囊外摘除术包括现代白内障囊外摘除术和改良小切口白内障囊外摘除术,两者各有其优缺点。

(一) 现代白内障囊外摘除术

适应证广、并发症少,属于基层医院广泛采用的术式。其优点是为后房型人工晶体的植入提供良好的基础,且因为保留了完整的晶状体后囊,大大降低术中玻璃体脱出和术后视网膜脱离、暴发性脉络膜出血等并发症的风险。对于一些角膜内皮细胞计数低的硬核白内障,术后发生角膜内皮失代偿的风险更小。同时该术式对设备要求低,适合基层医院开展,患者的经济负担也较小。缺点是由于角膜缘大切口导致术后大散光,影响术后裸眼视力的提升,还会导致角膜后弹力层脱离与虹膜的损伤等。目前,在可折叠人工晶体植入手术普及的时代,该术式已显得较落后。

（二）改良小切口白内障囊外摘除术

是一种在现代白内障囊外摘除术的基础上,加以改良切口的非超声乳化技术白内障囊外摘除术,分手法娩核法和手法劈核法两大类。其相对现代白内障囊外摘除术具有切口小和散光少的优点,而相比白内障超声乳化吸除术具有所需设备要求低、手术成本低、适合硬核等优点(图3-2)。在过去的30年,该术式一直是我国偏远地区防盲治盲工作中的主要手术方法,未来随着我国偏远地区防盲工作设备投入的不断增加,其也会逐步被现代白内障超声乳化吸除术所替代。

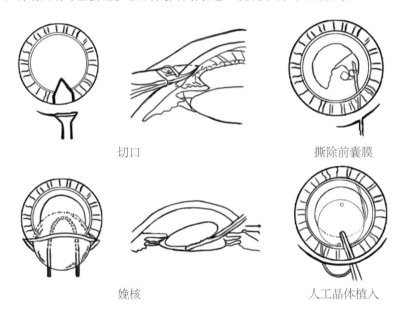

切口　　　　　　　　　　　　撕除前囊膜

娩核　　　　　　　　　　　　人工晶体植入

图3-2　改良小切口白内障囊外摘除术

二、白内障超声乳化吸除术

白内障超声乳化吸除术是从术眼角膜缘或角巩膜缘的微小切口处伸入超乳探头,将混浊的晶状体核和皮质通过超乳击碎为乳糜状,再借助抽吸灌注系统将乳糜状物吸出;同时保持前房稳定,然后在晶状体囊袋内植入替代的人工晶体,从而使患者重见光明的术式。这个术式的优点是切口小、组织损伤少、术后散光小、视力恢复快、术后感染风险低,联合功能性人工晶体植入,可以满足不同人群需求。

白内障超声乳化吸除术的步骤如下。

(1)主切口的宽度根据使用的超乳针头直径决定。切口类型根据外口位置分为:①角巩膜缘切口,长度为2.5~3 mm;②透明角膜切口,长度为1.8~2.8 mm。根据切口的深度和构筑分为单平面、双平面及三平面切口。

侧切口一般位于3点位的透明角膜处,用15°侧切刀做,宽1.2~1.8 mm,不宜太长,便于辅助器械的灵活操作。

(2)注入粘弹剂填充前房。

(3)连续环形撕囊,直径为5~5.5 mm。使用撕囊镊尖在前囊膜中央垂直划开3~4 mm,用撕囊镊尖抓住瓣膜根部,呈弧形向逆时针或顺时针方向连续环形撕开,直至完成撕囊。

(4)水分离,用冲洗针头轻轻挑开前囊膜,在其下方注入平衡盐液,利用平衡液的扩散作用,使晶状体囊与皮质分开。水分层是将液体注入晶状体层间,利用冲击力,使晶状体核与核上皮质分离。

(5)晶状体超声乳化多用双手法,即一手控制侧切口进入的劈核钩,另一手控制主切口进入的超声针头。对晶状体核进行雕刻分核或劈核、乳化和吸除,一般常用的方法有拦截劈核法、顶劈核及原位劈核法等。

(6)皮质抽吸及后囊膜抛光,用抽吸头吸取前皮质的最近端部分,随着负压的增加,使残留皮质与后囊膜剥离并吸除。吸除残留皮质后,可用抽吸头在低真空下对后囊膜抛光,或者用水冲洗后囊进行抛光。

（7）囊袋内注入粘弹剂,植入人工晶体。

（8）抽吸头清除前房和囊袋内残留的粘弹剂,棉棒检验切口的密闭性,如果漏水,切口侧面角膜基质层注入少量灌注液,使其水肿密闭或缝线闭合(图3-3)。

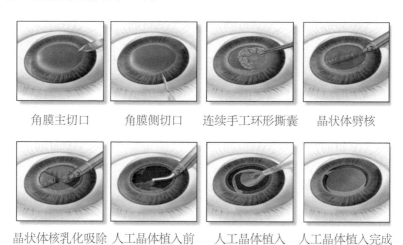

角膜主切口　　角膜侧切口　　连续手工环形撕囊　　晶状体劈核

晶状体核乳化吸除　人工晶体植入前　　人工晶体植入　　人工晶体植入完成
　　　　　　　　　囊袋清理

图3-3　白内障超声乳化吸除术

三、飞秒激光辅助下白内障摘除术

不用刀的白内障手术,你能想象吗? 随着白内障手术设备与技术更新,白内障手术从过去的大切口变成现代微小切口,而飞秒激光的辅助使用,使得白内障手术进入了"无刀新时代"。这里的无刀指的是飞秒激光取代了手术刀的作用。临床上,我们接触到无数被白内障困扰的患者,如何能更高效、更快捷地为患者解除痛苦? 如何能让手术做得更精准? 飞秒激光的辅助使用,使得白内障手术医生获得了一种全新的手术方式的体验。虽然现代白内障超声乳化吸除术已经非常快捷、安全,但飞秒激光辅助实现了从完全依赖医生手术到计算机精准控制的转变,又极大地提高了手术的精准性和安全性,给予患者良好的手术体验。很多人对于飞秒激光这个概念很陌生。其实,飞秒是一个时间单位,而人们通常说的飞秒激光指的是一种能在千亿分之一秒内释放超短脉冲能量的红外激光。飞秒激光瞬间功率可达百万亿瓦,能在短时间内产生巨大的能量,可使组织电离。通过在指定的一个平面上产生许多小气泡,最终连成一个切面,从而完成在某一个层面对组织的精确切割。飞秒激光的优势在于释放能量非常集中,热能扩散时间短,不会对激光经过的组织造成损伤,具有很高的安全性,非常适合眼部手术这一类精确度要求极高的手术。自2008年白内障手术中引入飞秒激光后,研究者发现飞秒激光可以辅助撕囊更精准,术中超声能量的使用也显著减少。2009年,飞秒激光获得美国食品药品管理局(FDA)批准并应用于白内障手术治疗。我国于2013年首次引进飞秒激光手术系统。2022年《中、欧屈光性白内障手术白皮书》显示,中国的屈光性白内障手术患者中选择使用飞秒激光辅助技术的占比达20%,飞秒激光技术的不断进步将造福更多的白内障患者。

(一)飞秒激光手术全过程

整个飞秒激光过程由电脑系统进行数字化控制,通过计算机精密计算,能进行准确定位、精确切割,将传统白内障手术中一些具有挑战性的步骤通过飞秒激光自动完成。手术主要包括以下步骤:使用开睑器撑开患者眼睛,要求患者注视头顶的红灯;调整位置后,负压环与眼球贴合;内置OCT捕获眼前节图像,医生设定切口位置、晶状体前囊膜切开和预劈核参数;激光开始制作前囊膜切开、预劈核、角膜切口;飞秒激光切开结束后,进行超声乳化白内障吸除及人工晶体植入,最后这一过程与传统白内障超声乳化吸除术相同。

目前,飞秒激光在白内障手术中主要有以下四大应用:角膜切口制作、晶状体前囊膜环形切开、激光预劈核、制作矫正散光的角膜弧形切口。

1. 角膜切口制作

传统白内障超声乳化吸除术使用角膜刀在角膜上做切口后,为手术器械和人工晶体植入提供一个进入眼睛内部的通道。而在飞秒激光辅助的白内障手术中,飞秒激光能制作一个三平面的角膜切口。这种切口稳定性好,术后感染率低,有助于切口的快速愈合。

2. 晶状体前囊膜环形切开

随着屈光性白内障手术时代的到来,功能性人工晶体的不断问世,白内障手术对人工晶体在眼内的位置有着更高的要求。而人工晶体的位置与手术医生的撕囊技术有关,撕囊的居中性和完整性直接影响人工晶体植入后的位置。传统手术中,晶状体前囊的环形撕开是由手术医生手动来完成,使用撕囊镊在晶状体前表面撕一个直径为5~6 mm圆形囊口,作为超声乳化机器操作的窗口。而飞秒激光辅助的前囊膜切开术是由计算机根据患者检查报告中的参数进行计算,并且能在手术过程中进行实时参数调整,获得医生想要的任意直径、居中完美的撕囊口,以保证不同光学直径屈光性人工晶体在囊袋内的居中性,提高患者术后视觉质量。此外,更光滑、标准的圆形前囊膜切开的另一个优势在于,前囊膜边缘可以均匀覆盖人工晶体边缘,进而减少后发性白内障的发生。关于后发性白内障的问题,我们在白内障"手术治疗的并发症"中进一步阐述。

3. 激光预劈核

是通过飞秒激光将晶状体核处理为易于分离的碎块,便于手术医生用较少的超声乳化能量对核块进行有效移除。对于高龄、内眼手术后、外伤、硬核、浅前房、角膜内皮细胞计数低等特殊白内障患

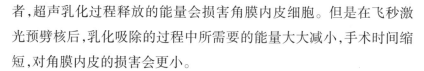

者,超声乳化过程释放的能量会损害角膜内皮细胞。但是在飞秒激光预劈核后,乳化吸除的过程中所需要的能量大大减小,手术时间缩短,对角膜内皮的损害会更小。

4. 制作矫正散光的角膜弧形切口

对于一些有中低度角膜散光(散光200度以内)的患者来说,飞秒激光辅助的白内障手术还有一项附加的功能,那就是角膜弧形切口的制作。这个切口并不会完全穿透角膜,而是只切开80%左右的角膜,减少或消除切开轴向的角膜曲率及与其垂直90°轴向的角膜曲率差值,从而能部分或全部矫正白内障患者的角膜散光。早期矫正角膜散光的切口也是用角膜刀来制作的,飞秒激光的出现大大提高了矫正散光的角膜弧形切口的准确性,术前对散光矫正的预测性也更强。飞秒激光弧形切口的制作由计算机精准控制,也避免了手工弧形切口可能造成的角膜完全切穿。当然,飞秒激光弧形切开角膜散光松解术(AK)也有一定的局限性,包括术后早期稳定性差、只能矫正低度散光、增加干眼的发生率等。中、高度散光的患者还是需要通过植入散光矫正型人工晶体来矫正角膜散光。

(二)飞秒激光辅助白内障手术的适合人群

绝大多数白内障患者均适合行飞秒激光辅助的白内障手术,其精准、安全、损伤小的优势更体现在对一些复杂、特殊白内障患者的处理上。

(1)选择植入多焦点、三焦点、连续视程、散光等功能性人工晶体的白内障患者。

(2)角膜内皮细胞计数低,合并角膜内皮病变的患者。

(3)硬核和高龄白内障患者。

(4)各种眼内手术并发白内障患者(如视网膜脱离术后、玻璃体切除术后)。

（5）独眼手术高风险的患者。

（6）合并青光眼、前房浅造成撕囊困难的白内障患者。

（7）各种原因导致的晶状体半脱位患者。

（三）飞秒激光辅助白内障手术的可能并发症

飞秒激光辅助的白内障手术也有其相关的并发症，主要有以下几类。

1. 负压环固定困难及脱落

这可能与结膜松弛、翼状胬肉影响负压环接口不密闭或患者突然转动眼球有关。这也再次提醒医生，选择飞秒激光辅助白内障手术的患者需要有很好的配合度。

2. 前囊膜撕裂

在取出前囊盘的过程中，如果激光制作的切口不连续，前囊膜有撕裂的可能性。随着飞秒激光设备的不断改良，系统软件的升级，手术参数优化及术者的经验增加，该类并发症的发生率已经显著降低。

3. 激光相关并发症

激光能量的快速释放、仪器与眼表的直接接触会诱发一系列特定的并发症。如术中瞳孔缩小、结膜下出血等。术前使用非甾体抗炎药物可预防术中瞳孔缩小所带来的风险。

（四）飞秒激光辅助白内障手术的禁忌证

哪些患者不能选择或者需要慎重选择飞秒激光辅助白内障手术呢？

（1）对于眼球震颤或术中无法配合的患者，飞秒激光白内障手术不适用，因为术眼需要非常固定以达到很好的负压环吸引。

（2）对于眼眶、眼睑或眼球解剖结构异常的患者，如睑裂狭小、眼睑变形，无法放置负压吸引环，这类患者不适合飞秒激光辅助白内障手术。

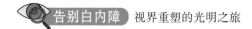

（3）致密的角膜白斑、角膜瘢痕等情况会影响飞秒激光的穿透性,角膜后弹力层膨出具有角膜破裂风险,近期反复发作的感染性角膜疾病也是飞秒激光辅助白内障手术的禁忌。

（4）前房内存在血液或其他物质(如大量硅油等),低眼压及存在角膜植入物,均不适合飞秒激光辅助白内障手术。

（5）较严重的球结膜松弛症可能导致术后角膜形态变化,影响视力恢复,需要医生评估是否适合飞秒激光辅助白内障手术。

（6）大而肥厚的翼状胬肉可能影响手术操作,需要医生评估是否适合进行飞秒激光辅助白内障手术。

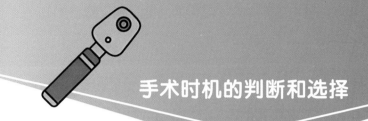

手术时机的判断和选择

在门诊经常有患者问我们:"医生,我现在还能看得见,能不能等一等再做手术?"患者害怕手术的心理,我们非常理解。但是,也要提醒大家,真的不能等看不见了再做手术! 那如何判断自己是否该做手术? 可以通过以下标准来综合考虑。

(1)首先是视力标准。如果白内障已经严重影响患者的视力,最佳矫正视力低于0.6,裸眼视力低于0.4,可考虑手术治疗。

(2)根据工作及生活需求。如果是一位年轻的患者,因为高度近视、药物、代谢性或免疫性疾病等因素导致的白内障,而平时工作是需要长期看电脑、看文字以及处理大量的文件等,同时还有开车的需求,那么,一旦视力影响工作和生活,就应该做白内障手术。因为白内障主要临床表现为无痛性视力下降和对比敏感度下降。一旦视觉质量下降,就会影响正常的工作、夜间开车、做精细活、读书、写字等;而目前白内障手术切口小,手术时间短,术后反应轻,人工晶体功能选择较多,术后次日便可获得清晰视界,完全可以满足对工作及高品质生活的需求。

(3)医生会根据裂隙灯下晶状体混浊的程度,来判断患者是否需要做白内障手术。如果是核性白内障,早期可以通过增加近视度数来提高视力。这时,我们会建议患者择期手术。如果是皮质性白内障,皮质混浊又刚好位于瞳孔区,导致患者产生一些视觉干扰。比如说在强烈太阳光下,患者会觉得看不清楚,在室内光线反而才会觉得看得清楚,那么即使患者视力在0.6左右,我们也会建议患者早一些手术。

(4)如果白内障已经严重影响日常生活,比如,朋友迎面而来,因为看不见没打招呼,或者看不清楚台阶摔了一跤,均说明患者视力已严重下降了,应该尽快进行白内障手术。

现在还有很多老年人认为白内障要等到"熟透了"再做手术,其实这是一个错误的观点。传统的白内障手术方式是将混浊的晶状体摘除,切口大,恢复慢,手术目的是复明;而目前主流的白内障手术方式为白内障超声乳化吸除联合屈光性人工晶体植入,从原来的复明白内障手术转变成提高生活和视觉质量的屈光白内障手术。优点是手术切口小、手术时间短、稳定性好、术后恢复快,术后第一天即可正常用眼,方便老年人的日常生活,提高患者的视觉质量。随着白内障手术设备与技术更新,白内障手术操作革新,已从有刀变成无刀(飞秒激光辅助的白内障手术)。所以白内障不能等"熟透了"再考虑手术,如果错过了最佳手术时机,不但会影响正常生活,还可能会导致继发性青光眼大发作。白内障膨胀期时晶状体会吸水膨胀,前后直径增大,加重房角变窄或关闭,导致房水循环障碍,诱发青光眼大发作,导致不可逆性失明。再者白内障的不断加重,晶状体核会变得越来越硬,手术中需要更多的超声能量来乳化很硬的核块,不仅增加手术的难度,而且会影响术后恢复的效果。当白内障合并眼底疾病时进行白内障手术也不单纯为提高视力,而是为更清楚地检查和治疗眼底疾病。重度晶状体混浊会影响眼底观察,延误眼底疾病治疗,导致不可逆性失明。当白内障到了过熟期,晶状体液化也会引发一些严重的并发症。比如角膜水肿,晶状体皮质过敏性青光眼,晶状体溶解性葡萄膜炎,晶状体悬韧带异常、晶状体脱位等,导致患者视力的急剧下降,这时即便做白内障手术,视力也很难恢复正常,预后很差。所以千万不要等到白内障"熟透了"再做手术。

既然得了白内障迟早都要做手术,那么如何选择最佳的手术时机呢?这也是很多患者非常关心的问题。

(一)屈光白内障手术时机

以前的白内障手术属于复明手术,患者要等到看不见时才做手术。随着手术技术和人工晶体的不断发展,白内障手术成功率非常高,术后全程视力优质。因此,当前的屈光白内障手术时机不再以视力下降多少为衡量标志,主要取决于患者对自己生活质量的要求、视力要求等。

1. 生活质量

视力下降影响患者生活质量,特别是年龄较小的患者和特殊职业者,如司机、飞行员及从事精细工作的人员等,即使斯内伦(Snellen)视力表裸眼视力 > 0.5,只要患者主观感觉视力下降影响工作和生活即可以手术。

2. 视力

当患者的矫正视力≤0.5时,可考虑行超声乳化白内障吸除联合人工晶体植入手术。特殊职业者、后囊下混浊白内障患者、有内眼手术史的患者以及有屈光不正如高度近视或远视合并白内障的患者可适当放宽手术适应证。

3. 对比敏感度和眩光

由于对比敏感度下降和眩光的视觉干扰,部分瞳孔区皮质性白内障患者即使Snellen视力表检查视力良好,仍主诉有明显的视物障碍,也可作为手术的适应证。

(二)儿童先天性白内障手术时机

儿童先天性白内障较为特殊,其手术目的是恢复视力、减少弱视

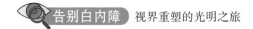

和失明的发生。手术愈早,患儿术后提高视力的概率愈大,但也需要在全身麻醉许可的前提下进行手术。

1. 双眼先天性白内障

斯科特·朗伯(Scott Lambert)等眼科学家的研究显示,对于双眼致密性白内障的患儿,当手术推迟到出生10周后,预后普遍较差,故建议双眼致密性白内障最好在出生10周内手术。如果是非致密性白内障(核性、绕核性、点状、花冠状等),考虑患儿年龄越小,术后并发症越多,如果暂时没有眼球震颤,可以观察到患儿2~3岁能够配合视力检查,确认矫正视力低于0.5再考虑手术。通常先天性白内障一眼手术后,应在2~4周完成另一眼手术。

2. 单眼先天性白内障

对于致密的单眼先天性白内障,艾琳·伯奇(Eileen Birch)等眼科学家的研究显示,患儿手术时间和最终视力密切相关。出生6周内手术,术后视力明显优于6周以后手术者,但同时考虑到4周以内手术患儿并发症较多,一般建议4~6周手术。

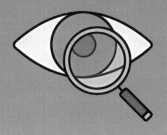

第四章

白内障手术的关键要点

你知道吗？白内障手术的成功并非仅系于手术台上的分分秒秒，围术期的每个细节都是影响成功的关键因素。从手术成功的先决条件——术前检查，到围术期的用药、复查，再到术中、术后可能发生的并发症及其处理等，你都需要有一个全面的认知。

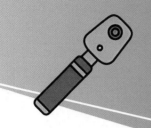

术前检查的重要性

白内障的术前检查包括眼部检查和对全身疾病的评估。而眼部检查则包括视力、眼压、验光、裂隙灯的眼前段检查、前置镜的眼底检查等基础检查，以及眼前节照相、超广角眼底照相、角膜内皮镜、角膜地形图Pentacam、人工晶体生物测量仪（IOL Master）、光学相干断层扫描（OCT）等特殊检查。

1. 视力检查

双眼远、近视力，以及最佳矫正视力，高度近视患者还需要记录戴镜视力。视力是评估白内障导致视力损害程度的最简单和实用的方法。当视力检查结果无法单纯用白内障解释时，应做进一步眼部特殊检查，查明引起视力下降的其他病因。

2. 眼压检查

眼压对诊断白内障是否合并膨胀期、晶状体半脱位、葡萄膜炎等原因引起的继发性青光眼，或原发性开角型或闭角型青光眼有帮助，对选择合适的手术方式也有重要的参考价值。

3. 裂隙灯检查

通过裂隙灯显微镜检查眼睑、结膜、角膜、前房（前房角）、瞳孔、虹膜、晶状体及眼后段，可以明确是单纯白内障还是合并其他眼部疾病，排除手术禁忌证。

（1）检查眼睑及结膜有无红肿充血，避免术中因睑腺炎、急性结膜炎等导致的感染风险。

（2）检查角膜是否有白斑、云翳、水肿，角膜后沉积物（KP）大小、数量及部位，有无角膜变性和角膜营养不良。

（3）检查前房：如发现房水闪辉阳性提示合并急性虹膜睫状体炎，术前应给予适当抗炎治疗，待炎症稳定3个月再行白内障手术。合并前房角狭窄的白内障，术中可联合行房角分离术；如果发现虹膜有孔洞或根部离断，多系外伤所致，应作眼球异物检查（X线摄片或CT），同时采用B超探查，以明确眼内有无异物存留。

（4）检查瞳孔直接和间接对光反射，若直接光反射迟钝或消失，间接对光反射正常，术后一般难以恢复正常视力。此外，术前可用托吡卡胺散大瞳孔，了解瞳孔的散大能力，是否有粘连，有助于制订手术方案时参考。

（5）检查晶状体混浊形态、部位、程度，晶状体核的硬度，结合病史确定白内障的严重程度和性质。注意晶状体囊膜特征、晶状体厚度及悬韧带是否有松弛和离断。

（6）散瞳下检查双眼后段玻璃体、视网膜、视盘、黄斑区是否正常及脉络膜有无病变，眼底的好坏对白内障术后效果有重要影响。

4. 干眼检查

随着对手术相关性干眼症的认识不断增加，干眼检查也越来越被眼科手术医生重视。

（1）泪液分泌试验：将含有荧光素钠的纸条放在结膜囊里，一段时间后观察纸条上被打湿染色的长度以评估泪液分泌的量。长度小于10 mm即提示泪液分泌功能欠佳，小于5 mm会出现比较明显的干眼症状。

（2）荧光素染色泪膜破裂时间（FBUT）：这是目前临床最常使用的方法，须在常温、湿度适宜、避光室内环境下进行。标准检查方法为灭菌滴管吸取1%荧光素钠溶液（2 μL）滴于结膜囊，或使用抗生素滴眼液湿润但无多余残留药液的荧光素试纸接触下眼睑睑缘，患者瞬目3~4次使荧光素涂布于眼表，双眼平视前方，从末次瞬目至角膜出现首个黑斑的时间为泪膜破裂时间，测量3次取平均值。正常为10~45 s，<10 s称为泪膜不稳定。

白内障手术的切口制作、术中和术后用药及炎性反应常会导致术源性的干眼。通常在白内障术后3周左右，干眼症状开始明显，大部分患者在2~3个月能恢复到术前状态。飞秒激光辅助的白内障手术由于术中飞秒激光需要负压吸引固定眼球，会造成一过性的杯状细胞损伤，导致术后出现较明显的干眼症状。该症状一般在术后3个月慢慢消失，由于是一过性的干眼，可以在术后1~3个月配合人工泪液改善白内障手术患者的眼表微环境。

5. 眼前节照相和超广角眼底照相

眼前节照相主要记录眼部正常和病变组织的结构变化，主要观察眼前节组织，包括角膜、结膜、巩膜、前房、虹膜、瞳孔及晶状体的状态（图4-1，图4-2）。超广角眼底照相是眼科常用的检查手段之一。眼底照相检查的是整个视网膜的形态学改变。其原理就是用一种特制的照相机记录眼底镜下所看到的景像。眼底照相能够观察到视网膜、视盘、黄斑区、视网膜血管的形态，以及视网膜上有无出血、渗出、血管瘤、视网膜变性区、视网膜裂孔、新生血管、萎缩斑、色素紊乱等改变（图4-3，图4-4）。

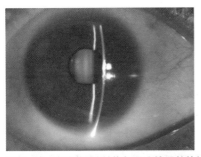

图4-1 眼前节照相(黄色混浊的晶状体)

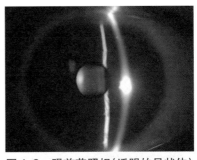

图4-2 眼前节照相(透明的晶状体)

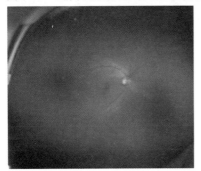

图4-3 超广角眼底照相(正常眼底)

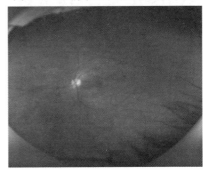

图4-4 超广角眼底照相(糖尿病视网膜激光术后眼底)

6.角膜内皮镜检查

角膜内皮镜检查能采样和计算角膜中心和周边的内皮细胞数量及六边形内皮细胞的占比。内皮细胞是角膜最内层的不可再生细胞,能单向地将水分子从角膜侧转运至前房房水,保持角膜组织的干燥,以保证角膜的高透光性。角膜内皮细胞减少时周边细胞会增大填充发挥代偿功能,减少到一定程度就会出现角膜内皮功能失代偿,此时角膜发生水肿和混浊,出现视力下降伴异物感甚至眼痛,严重者需行角膜移植手术。白内障囊外摘除术及超声乳化吸除术均可导致角膜内皮细胞的部分丢失,故术前应充分了解角膜内皮细胞形态和数目。这对手术方式的选择、判断术后角膜内皮代偿功能的程度及手术预后有重要意义(图4-5)。

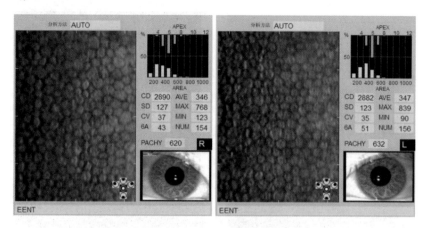

图4-5 角膜内皮镜检查

7. 角膜曲率测量和角膜地形图检查

角膜曲率测量能清晰地分析角膜的屈光能力,判断角膜散光的规则度、形态和大小及手术切口对术后散光的影响。屈光性白内障手术前的角膜地形图检查可帮助手术医生制作手术切口和植入散光矫正性人工晶体,最大程度矫正患者的角膜散光,提升术后视觉质量(图4-6)。

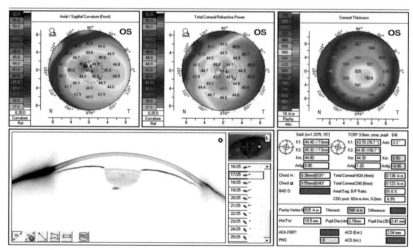

图4-6 角膜地形图Pentacam检查报告

8. 眼球生物参数的测量和人工晶体的计算

这是白内障手术前关键的一项检查。多数医院会选择IOL Master或LenStar眼球生物测量设备测量眼球的光学生物信息,采集眼球的每个屈光组织的屈光能力及相对位置,再通过设备内置的4代或5代人工晶体计算公式为患者规划最合适的人工晶体度数,对现代屈光性白内障手术方案的制订和精准性起到决定性作用(图4-7)。

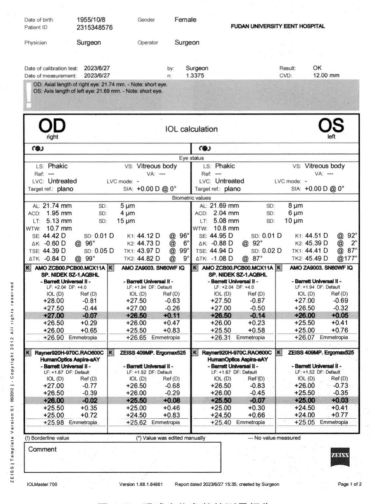

图4-7　眼球生物参数的测量报告

9. 眼部B超

眼部B超可以辅助了解玻璃体有无病变、后巩膜葡萄肿、视网膜脱离或眼内肿物,亦可了解眼轴的长度及晶状体或人工晶体的位置。尤其是严重白内障无法看清眼底视网膜的患者,B超是明确眼底病变的第一诊断方法(图4-8,图4-9)。

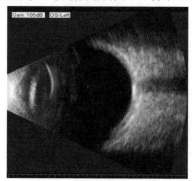 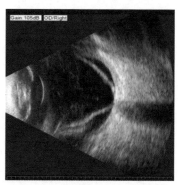

图4-8　正常眼部B超　　　　图4-9　视网膜脱离眼部B超

10. 眼科超声生物显微镜(UBM)

这是一种检查眼前节的高分辨超声生物显微镜,采用的是一种高频超声成像技术,与B超、彩超检查类似,可以实时观察眼前节解剖结构。UBM检查可以判断晶状体位置、悬韧带的缺失、前房角的形态和特征。手术医生根据UBM给出的房角有无关闭,晶状体有无脱位的结果制订相应手术方案(图4-10)。

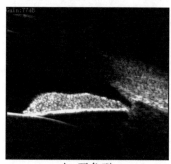 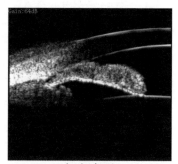

左:开角型　　　　　　　　　　　右:闭角型

图4-10　眼科超声生物显微镜检查

11. 光学相干断层扫描（OCT）

OCT可辅助诊断和排除眼底疾病。OCT能很好地反映视网膜脉络膜微观断层的组织结构，直观反映黄斑、视盘及周边视网膜的形态和病变。眼底OCT检查包括以下两方面。

（1）黄斑部的结构：观察黄斑的结构和形态、异常合并增生及其厚度，明确黄斑裂孔，前膜、劈裂、水肿等疾病（图4-11）。

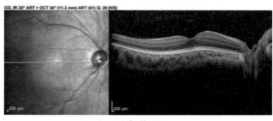

正常黄斑

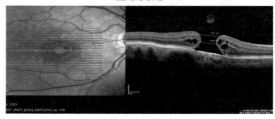

黄斑裂孔

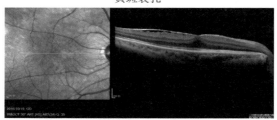

黄斑前膜

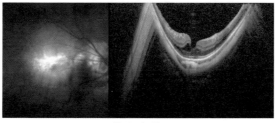

黄斑劈裂

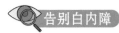

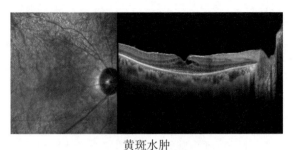

黄斑水肿

图4-11 光学相干断层扫描检查

（2）视神经的厚度：检查视神经纤维层厚度和C/D大小，判断是否有视神经方面的疾病。低于正常值可能与视神经萎缩、高度近视、青光眼、视神经炎等有关（图4-12）。

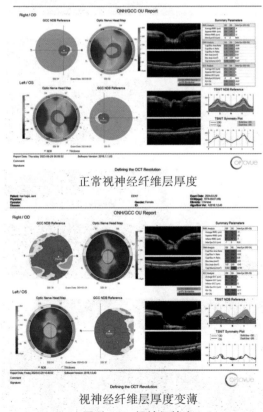

正常视神经纤维层厚度

视神经纤维层厚度变薄

图4-12 视神经检查

12. 视野

视野指当眼向前固视一点时,黄斑区中心凹以外视网膜感光细胞所能见到的范围,又称为"周边视力"。白内障患者做视野检查过程中,如果视野出现了缺陷,常见的是沿着晶状体的周边部位出现了楔形的缺损,大多和晶状体混浊的部位和形态保持一致,但也有少部分患者合并中枢性疾病和视神经萎缩疾病,出现严重的视野缺陷。因此,对于有脑梗死病史或青光眼病史的白内障患者,术前应做视野检查,可预估白内障手术的效果(图4-13)。

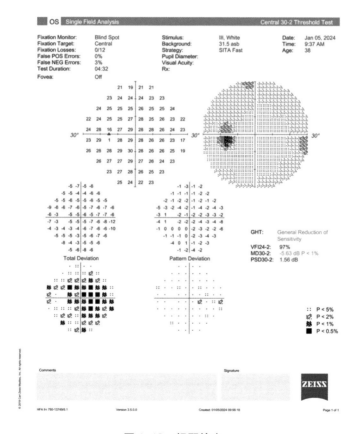

图4-13　视野检查

13. 视觉电生理检查

包括视网膜电图(ERG)检查和视觉诱发电位(VEP)检查。ERG检查可反映视网膜的视锥细胞功能和视杆细胞功能,视网膜色素变性等患者ERG可见明显异常。VEP是由大脑皮层枕区对视觉刺激发生的电信号,代表视神经节细胞以上的视信息传递状况,可作为客观视力的一种检查方法。黄斑病变、青光眼及视神经疾病患者VEP检查可见明显异常。对于术前只有光感或手动的白内障患者,眼底无法窥入的情况,为排除黄斑病变、视路疾病等所致的视力障碍,术前可做电生理检查。

14. 全身体格检查和实验室检查

了解患者的身体功能状态和是否有全身性疾病,如果术前出现发热、腹泻、血压增高、精神异常等,应推迟手术。糖尿病患者易发生角膜创口愈合延缓和眼内感染等并发症,术前应将血糖控制在正常水平。心血管疾病患者应了解其心功能状况,必要时术中心电监护。高血压合并动脉硬化患者,术前应将血压控制在接近正常水平,但对长期舒张压维持较高水平的高血压患者,需注意降压的速度和幅度,避免低血压性脑病。冠状动脉支架植入术后或心脏血管旁路移植术后的患者通常会长期使用抗凝药物,服用此类药物会导致伤口凝血时间延长,术前可酌情减量或短期暂停使用抗凝药物。有脑梗死病史的患者应注意其梗死部位,从视神经到枕叶视皮质任何部位病变都会影响术后视力。慢性支气管炎患者的咳嗽,以及胃肠道疾病患者的恶心、呕吐等,术前要给予恰当的治疗。眼周存在感染病灶,如慢性泪囊炎、头面部疖肿、鼻窦炎、化脓性中耳炎、扁桃体炎、牙周脓肿等,必须在术前做有效的治疗后方可考虑手术。

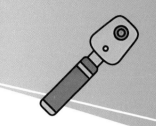

围术期的注意事项

一、按时用药、定期复查

　　做白内障手术,并不是只要躺在手术床上接受医生做手术就可以了。我们要重点强调的是患者在术前、术后都要严格按照医嘱用药。为预防白内障术后眼内炎的发生,建议患者术前3天使用抗生素滴眼液,常用左氧氟沙星、加替沙星、妥布霉素等滴眼液。如果患者同时患有糖尿病、葡萄膜炎等,属于术后发生炎性反应的高危人群,为降低术后并发症风险,术前加用皮质类固醇激素滴眼液和非甾体类滴眼液。对于术前合并干眼症的患者,考虑在术前加用人工泪液,以改善眼表状态。白内障术后必须用两种药物,即抗生素滴眼液和抗炎滴眼液。前者主要是为了避免术后发生眼内感染,即眼内炎。这是白内障术后最严重的一种并发症,一旦发生会导致视力严重下降,甚至有失明的危险,且这种失明不可逆。因此,患者术前、术后都需要认真使用抗生素滴眼液,如喹诺酮类抗生素滴眼液、左氧氟沙星或加替沙星滴眼液,每天4次。白内障手术会造成眼部炎症介质的释放,而后者能够抑制炎症介质使术眼较快恢复,首选皮质类固醇滴眼液,如醋酸泼尼松龙或地塞米松滴眼液,每天4次,每周逐步减量。这些药物一定要遵医嘱使用,患者偶尔因为跟医生沟通不顺畅或理

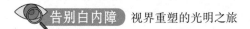

解偏差,以致用药不到位,则会导致术后炎症控制不佳或迟缓。

二、一旦眼部发现异常,及时就医

白内障术后若出现眼睛红、肿、痛,可能是角膜内皮炎、眼内感染、眼压高、葡萄膜炎反应等并发症。不管哪种情况对眼睛伤害都很大,而治疗越早,恢复越快。所以一旦出现,应立即就诊,明确原因,积极治疗。

三、术后"六要"与"六不要"

(一)六要

(1)要按时按量使用术后滴眼液。

(2)要做好面部和眼部清洁。

(3)洗头要去理发店或在家人协助下仰面洗头。

(4)要控制看电子产品的时间。

(5)单焦点人工晶体术后1个月要去配镜。

(6)要禁烟、禁酒。

(二)六不要

(1)1个月内不要揉眼睛。

(2)1个月内不要化眼妆。

(3)2周内不要淋浴洗头,脏水不要进眼睛。

(4)短期内不要开车(普通人工晶体1周内不开车,功能性人工晶体3个月内不开车,除视力恢复或医生允许)。

(5)3个月内不要剧烈运动。

(6)不要受外伤撞击。

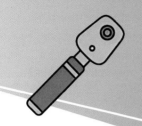

手术并发症及处理

作为目前主流的白内障手术方式,白内障超声乳化吸除联合人工晶体植入术是一项成熟、安全的技术,绝大多数患者仅需要在表面麻醉下进行5~15 min的手术,即可获得满意的手术效果。90%的白内障手术属于日间手术。但极个别特殊病例,偶尔会发生以下术中和术后并发症。

一、术中并发症和处理

1. 心脑血管意外

患者伴有心、脑、肺及其他脏器疾病,加上手术过程中紧张,术中血压可能骤然升高,导致术中突发心脑血管意外。

术前医生需要对患者的全身情况(如血压、血糖、手术史、过敏史等)进行全面评估,判断是否可以耐受手术,对于高危患者可以采用术中心电监护或选择全麻下手术。

2. 组织损伤

球后或球周眼球麻醉导致组织损伤(如眼眶血肿、眼球突出、眼球穿孔等)。球后出血通常是由球后麻醉时针头刺破眶内血管所引起,表现为突然眼球凸起,眼睑逐渐紧绷。

应立即停止注射麻醉药物,用纱布压迫眼球,延迟手术。一般来说,球后出血大约在1周可以自行吸收。

3. 后囊破裂和人工晶体无法植入

超声乳化针头或注吸针头误吸后囊、植入人工晶体时或后囊抛光操作不当,这些是引起后囊破裂常见的原因。

及时发现后囊破裂并正确处理是关键,评估后囊破裂的面积大小,考虑是否继续在囊袋内植入人工晶体,或选择Ⅰ期或Ⅱ期人工晶体睫状沟植入等。

4. 暴发性脉络膜上腔出血

这是一种罕见但严重的白内障手术并发症,在传统囊外白内障摘除术中发生率为0.05%~0.4%,白内障超声乳化吸除术的普及已使其明显下降。脉络膜上腔出血的发病机制尚不明确,可能与眼部和全身多种因素有关,包括眼内压骤降、眼内压过低、全身疾病及手术因素等。

对于发生暴发性脉络膜上腔出血的患者,紧急处理十分重要。应立即关闭手术切口,并给予大剂量糖皮质激素以减轻眼内的炎性反应,同时使用高渗剂和碳酸酐酶抑制剂降低眼压。若保守治疗无效,可考虑进行Ⅱ期玻璃体视网膜手术,但预后多不理想。玻璃体手术的最佳时机一般选择在脉络膜上腔出血后7~14 d,此时积血液化,术后炎性反应较轻。

预防暴发性脉络膜上腔出血的关键点包括:①术前应进行全面的眼科和全身检查,警惕患者是否存在相关危险因素;术前暂时停用影响凝血功能的药物;术前控制好眼压,对于眼压过高又必须手术的患者,选择全麻下手术。②术中采用小切口白内障超声乳化吸除术,以减少大切口娩出晶状体核块的概率,避免眼压大幅波动,谨慎操作,正确识别脉络膜上腔出血的前兆。③对于术中或术后出现剧烈疼痛的患者,应及时检查,警惕是否发生脉络膜上腔出血。

二、术后并发症和处理

1. 眼内炎

细菌性眼内炎是白内障手术最严重但较为罕见的并发症,严重者可导致视力下降和失明。手术引起的细菌性眼内炎最常见的致病菌是革兰阳性的白色葡萄球菌和金黄色葡萄球菌,其次为革兰阴性的铜绿假单胞菌和变形杆菌属,偶有产气杆菌和其他机会致病菌。

(1)症状与体征:眼内炎多数在术后 1~4 d 内急骤起病,伴有剧烈眼部疼痛和视力急剧下降。眼内炎早期的体征仅有前房水闪辉显著增加,很快出现前房和玻璃体积脓。

(2)预防和治疗:白内障术后一旦怀疑眼内炎,应立即抽取房水和玻璃体行细菌和真菌培养。再根据细菌培养结果修正所用的抗生素。同时应注意抗生素眼内注射对视网膜的毒性作用。一般认为已植入的人工晶体并不影响抗生素的疗效和炎症的控制,但如果经积极的治疗后炎症没有好转,可考虑取出人工晶体。

预防眼内炎的方法是术前发现和处理潜在的感染病灶、局部使用抗生素滴眼液,术中严格执行无菌操作,对免疫功能受抑制、糖尿病等的患者,酌情于术前、术后采取预防感染的措施,局部和全身使用抗生素。须提醒的是,近年来医源性眼内炎的发生率越来越低,术后眼内炎的出现常常是由于患者没有严格按照围术期用药指导来操作,如擅自停用药物或不规范使用药物等。

2. 角膜水肿

白内障术后 1~2 d 内部分术眼会有轻度的角膜水肿,主要与白内障的严重程度、术中超声乳化的能量和时间、术中超声乳化头距角膜内皮的距离、自身角膜健康情况有关。但也有极少数患者发生持续性角膜水肿。角膜水肿与角膜内皮细胞在术中受损过多有关。如果角膜内皮细胞密度每平方毫米低于800个,则内皮功能难以代偿,会出现永久性角膜水肿及大泡性角膜病变。引起白内障术后持续角膜水肿的原因可为:①术前已存在角膜内皮病变(如Fuchs角膜内皮营养不良)或之前已做过内眼手术且已明显损害角膜内皮细胞;②术中过度损伤;③玻璃体、人工晶体与角膜接触、粘连或嵌顿于切口;④角膜后弹力层撕脱。由于角膜内皮的损害是不可逆的,一旦发生持续性角膜水肿,角膜光学性的恢复则有赖于部分穿透性角膜移植。

(1)症状与体征:视物模糊或有异物感。术后检查裂隙灯下出现角膜增厚、透明度下降及后弹力层皱褶,绝大多数患者几天内角膜水肿消失。

(2)预防和治疗:轻度角膜水肿通常会自行康复,不需要特殊治疗。可针对症状,使用局部润滑剂、高渗液角膜营养剂等。对于严重水肿无法恢复、角膜内皮失代偿的患者,可以考虑角膜移植手术,其中包括穿透性角膜移植和角膜内皮移植术。

具体措施包括:①使用弥散性粘弹剂保护角膜内皮;②选用无角膜内皮毒性的灌注液(如平衡盐溶液);③如发生后囊膜破裂,应采用前段玻璃体切割,避免玻璃体及其他组织与角膜内皮的接触;④对于高龄硬核的患者,术中注意超声乳化能量和时间的合理使用;⑤对于术前检查发现角膜内皮细胞计数偏低或形态欠佳的患者,如果患者的经济条件允许,建议行飞秒激光联合白内障超声乳化吸除术,以减少超声能量和时间对角膜内皮细胞的伤害。

3. 术后高眼压

白内障术后一般有短暂眼压升高过程,无须特殊处理,在24 h内可逐渐降至正常。人工晶体术后的青光眼是指持续的眼压升高,其发生率约为2.5%。眼压升高的原因主要为术前已存在的青光眼、晶状体皮质残留较多、长期大量应用皮质类固醇激素滴眼液、瞳孔阻滞、恶性青光眼等。

（1）症状与体征：眼胀、眼痛，有的可能伴有同侧的头痛，甚至恶心、呕吐，眼压检查结果提示眼压高于正常值上限。

（2）预防和治疗：具体措施包括以下4个方面。①局部和全身降压处理的同时进行病因治疗，如炎症者加强抗炎；②皮质类固醇激素敏感者停用皮质类固醇激素滴眼液（常见高度近视和儿童）；③前房晶状体皮质残留、前房出血，应进行前房冲洗或前段玻璃体切割术；④对于由于滤过功能不足引起者，可考虑行小梁切除术。

4. 后发性白内障

后发性白内障简称"后发障"，是指白内障摘除联合人工晶体植入术1~5年，患者的晶状体后囊膜再次发生混浊，是目前白内障术后最常见的并发症之一，也是白内障术后视力下降的主要原因。白内障术后晶状体囊袋内残留或新生的晶状体上皮细胞会发生增殖和移行，导致后囊膜表面出现大量增殖纤维细胞，后囊膜从原来的透明变成不透明，从而影响光线进入眼内的成像。后发障与患者年龄、植入人工晶体类型及眼部整体情况有关。越年轻的患者越早出现后发障，先天性白内障患儿如果术中未做后囊切开和前段玻璃体切割，术后后发障发生率为100%。人工晶体的材料有亲水性和疏水性之分，植入亲水性人工晶体的患者比植入疏水性人工晶体的患者更早出现后发障；植入多焦点人工晶体的患者后发障对视力的影响较早。合并高度近视、葡萄膜炎、青光眼、糖尿病、外伤等情况的患者更易出现后发障。

（1）症状和检查：视力下降、眼前云雾感，症状严重程度取决于后囊膜混浊的位置和程度。裂隙灯检查发现后囊膜混浊，呈透明珍珠样小体或者Soemmering环，为明确患者是后发障导致的视力下降，在实施掺钕钇铝石榴石（Nd:YAG）激光前需要行视力、验光、眼压、超广角眼底照相,眼B超等检查。

（2）预防和治疗：Nd:YAG激光是治疗后发障的唯一有效方法,激光照射3~5 min即可完成。目前,激光治疗后发障的技术已非常成熟,在正规眼科医院治疗,安全性高,不必担心激光会损伤人工晶体或眼内其他组织,如视网膜、黄斑等。激光治疗后一般使用激素或非甾体类滴眼液5~7 d,每天3次。如果后发障激光后出现"飞蚊现象",请不要担心,这是由激光后囊切开后产生的碎屑引起的,一般需要1周至1个月吸收。

5. 人工晶体移位（旋转）

（1）人工晶体偏位：人工晶体偏位多发生于术前存在晶状体半脱位,或者术中发生后囊膜破裂或术中损伤晶状体悬韧带患者。对于此类患者,白内障术前应行UBM和充分散瞳检查,明确晶状体悬韧带断裂的范围,做好预判。术前已经发现晶状体存在半脱位的,可使用囊袋拉钩,减少术中加重晶状体悬韧带断裂的风险。若术中不慎损伤了晶状体悬韧带,应评估是否植入张力环或者行人工晶体巩膜缝线固定术。若术中损伤了后囊膜,一定要充分评估能否在囊袋内植入人工晶体,并及时处理好脱出的玻璃体,防止由于玻璃体嵌顿导致人工晶体偏心。也有部分人工晶体襻比较柔软,但在结束手术,取出开睑器时按压了切口,可使前房变浅,导致人工晶体跑出囊袋或嵌顿在瞳孔,为避免这种损伤一般在取出开睑器时,应再次检查前房深度。

（2）散光矫正型人工晶体的旋转：散光矫正型人工晶体的上市是规则角膜散光患者的福音。但也有一些患者术后人工晶体发生旋转,没有达到预期效果,甚至由于旋转度数太大,不但没有减少散光,反而增加了散光,需要进行复位手术。这主要与以下5个因素有关。① 人工晶体过于柔软,襻的支撑性不够,人工晶体直径偏小;② 晶状体囊袋太大,晶状体悬韧带松弛,可联合术中植入囊袋张力环,减少旋转的概率;③ 术者未严格按照散光矫正型人工晶体植入步骤操作,如人工晶体后方的粘弹剂未吸除干净,水密角膜主切口过猛,手术结束未轻压人工晶体贴附后囊;④ 术前散光轴位标记不准确,导致术中定位误差;⑤ 术后患者剧烈运动导致人工晶体旋转。

人工晶体轴位旋转并不可怕,只要术前跟患者交代好此风险,告知其出现后可进行2次调位即可。但一般调位时间须在2~4周内进行。过早调位,囊袋光滑,容易出现再次旋转;太晚调位,囊袋内增殖明显,人工晶体与囊袋粘连紧密,不易分离,可能出现囊袋破裂或悬韧带的损伤。2周后囊袋内晶状体上皮细胞开始增殖,具有一定摩擦力,使人工晶体与囊袋接触更紧密,此时进行人工晶体调位不容易发生再次旋转。

6. 多焦点人工晶体植入后的神经适应不良

多焦点人工晶体植入术后,因个体神经适应性不同,术后视力看远或看近不理想或出现光晕、星芒等光学干扰现象,需要3~6个月的适应时间。实在无法适应者,可考虑行单焦点人工晶体置换。光干扰现象出现与否、持续时间长短与患者的年龄、白内障严重程度、神经适应能力及是否双眼都植入多焦点人工晶体等因素有关。

7. 手术相关性干眼症

眼手术相关性干眼症指眼部手术后出现的以泪膜稳态失衡为特点的干眼,受年龄、性别、糖尿病、免疫疾病等因素影响,包括术后干眼和术前干眼术后加重两种情况。术后干眼的发生率为9.8%~72.6%,且可能长期存在。术后干眼大多数发生在术后1周,症状持续3~6个月。术后使用人工泪液1~3个月干眼症状一般都能很好地缓解。

眼手术相关性干眼与患者术前的自身条件,包括年龄、术前干眼或睑板腺功能障碍、糖尿病等有关。围术期眼局部药物的使用、手术

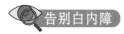

过程对眼组织结构的影响或损伤(如白内障摘除手术中角膜神经切断、角膜表面规则性改变,开睑导致眼表长时间暴露等)均可能导致术后干眼。

(1)症状与体征:眼部干涩、异物感、烧灼感、流泪、眼红、视力波动等。合并睑板腺功能障碍的患者可能出现睑板腺开口阻塞、睑缘充血、眦部泡沫状分泌物等体征。

(2)预防和治疗:当出现以上症状后,应行干眼相关检查以明确诊断,泪膜破裂时间(BUT)缩短和角膜荧光素染色阳性是重要的确诊依据。

干眼相关检查主要包括以下4种。

(1)泪膜破裂时间:每眨眼1次,就会有一层泪膜均匀平铺在眼睛表面,正常情况下,泪膜是完整的;如果保持不眨眼,泪膜就会破裂,角膜表面会出现干燥斑。BUT是用来记录泪膜出现干燥斑的时间。正常泪膜在10~40 s内不会破裂。如果泪膜破裂时间≤10 s,就属于泪膜不稳定,存在干眼症状。

(2)泪液分泌(Schirmer)试验:测试在单位时间里泪液分泌量是否正常。简单地说,是用来检测泪液分泌的量够不够多。5 min内泪液分泌超过10 mm是正常的,少于5 mm就属于泪液偏少,泪膜的水液层不稳定会影响整个泪膜质量的稳定。

(3)泪河高度:泪河会储存一定量的泪液,这项检查也是测定泪液积存够不够。干眼患者一般可有泪河变窄、断裂,甚至消失。当泪河高度小于0.2 mm时,属于异常。

(4)睑板腺功能测定:用来观察睑板腺形态、开口、腺体分泌物等是否有异常。睑板腺就是位于上下眼皮里的腺管,也是分泌油脂的地方。睑板腺功能异常,油脂就不能正常分泌,泪膜中缺少脂质层,泪液蒸发速度会加快,从而导致干眼。

除了以上常规检查,还有脂质层测定、睑缘检查、角膜荧光染色等检查,通过综合分析来判断干眼类型及程度。

治疗术后干眼的常用药物包括以下4类。

(1)人工泪液:是最常用的治疗药物,可减轻症状、提高视觉效果、延长泪膜破裂时间。建议选用不含防腐剂的人工泪液。对于泪膜脂质层异常的患者,可考虑使用含有脂质成分的人工泪液。

(2)促泪液分泌药物:如地夸磷索钠滴眼液,可促进干眼患者自身泪液分泌,对术后干眼具有较好的疗效。

(3)抗炎药物及免疫抑制剂:低浓度糖皮质激素滴眼液有助于减轻手术引起的炎性反应,对白内障摘除手术后干眼有治疗作用。对于炎性反应严重的患者,使用0.05%环孢素A也有助于改善症状。

(4)其他:可加入促进上皮修复的药物,如小牛血去蛋白提取物凝胶、重组人表皮生长因子滴眼液等。对于严重干眼或人工泪液治疗无效的患者,可考虑眼部使用自体血清,对角膜上皮具有良好的修复作用。

物理治疗也可缓解白内障术后干眼,如泪点栓塞、湿房镜或使用保护性角膜接触镜。对于术后合并睑板腺功能障碍的患者,可进行睑缘清洁、热敷、按摩及光动力学治疗等。

术前改善眼表条件对于预防白内障术后干眼非常重要。对于合并轻度干眼的患者,建议在术前使用人工泪液,持续到术后,以改善眼表状态。如果患者同时合并轻度睑板腺功能障碍(MGD),则需要在术前3~5 d持续进行眼睑清洁,并配合睑板腺热敷和按摩等物理治疗。

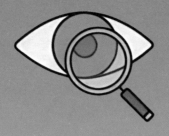

第五章

人工晶体的个体化选择

前面的章节中指出了白内障治疗的唯一有效手段就是手术。通过手术清除原有混浊的晶状体，同时植入一枚新的人工晶体，取代原有晶状体。一般地说，植入眼内的人工晶体可使用终生，所以选择适合自己的人工晶体格外重要。那么应该如何选择人工晶体呢？有没有什么讲究？这一章就带大家看一看适合你的人工晶体是哪款。

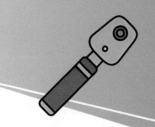

人工晶体的学问

一、什么是人工晶体

人工晶体是一种用聚合物材料制成的能植入眼内的人工透镜，通常由一个圆形光学部和周边的支撑襻组成，用以取代白内障手术中被摘除的天然晶状体。人工晶体用于治疗白内障，是全世界用量最大的人工器官和植入类医疗器械产品。目前，通过手术植入人工晶体取代已混浊的天然晶状体是治疗白内障唯一有效的手段。

二、人工晶体的分类

（一）按照硬度

按照硬度，可以分为硬性人工晶体和软性人工晶体。软性人工晶体又可以分为丙烯酸类人工晶体和硅凝胶类人工晶体。顾名思义，软性人工晶体就是可折叠人工晶体。白内障手术初期首先出现的是硬性人工晶体，这种人工晶体不能折叠，手术时需要制作一个与人工晶体光学部大小相同的切口（6 mm 左右），才能将人工晶体植入眼内。到20世纪80年代后期、90年代初，白内障超声乳化吸除术技术的迅速发展，手术医生仅使用3.0 mm甚至更小的切口就可以清除白内障，但在植入人工晶体时却还需要扩大切口，才能植入硬性

6 mm 的人工晶体。为了适应手术的进步，人工晶体的材料逐步改进，出现了可折叠的人工晶体。一个光学部直径为 6 mm 的人工晶体，可以对折，甚至卷曲起来，通过植入镊或植入器将其植入。待进入眼内后，折叠的人工晶体会自动展开，支撑在指定的位置。

（二）按照安放位置

按照安放位置，可以分为前房固定型人工晶体、虹膜固定型人工晶体、后房固定型人工晶体。通常人工晶体最佳的安放位置是在天然晶状体的囊袋内，也就是后房固定型人工晶体的位置。在这里可以较好地保证人工晶体的位置居中性，与周围组织没有摩擦，炎性反应较轻。但是在某些特殊情况下，眼科医生也会将人工晶体安放在其他位置，如对于矫正屈光不正的患者，可以保留其天然晶状体，行有晶状体眼人工晶体(ICL)植入；对于手术中出现晶状体囊袋破裂等并发症的患者，可以植入前房型或者后房型人工晶体缝线固定。

（三）按照材料特性

1.聚甲基丙烯酸甲酯(PMMA)材料

英国医生哈罗德·里德利在第二次世界大战期间，在检查一位被飞机座舱盖碎片溅入眼内的飞行员时发现，用 PMMA 制成的舱盖碎片在眼内未发生异物反应，与人体组织有非常好的相容性。因此，1949 年 11 月，哈罗德·里德利发明和植入了第一例 PMMA 材料的人工晶体，为人工晶体植入奠定了基础。几十年的临床应用证明，这种材料稳定、质轻、透明度好，屈光指数大，生物相容性好，且不会被机体的生物氧化反应所降解。它的理化性质稳定，未发现任何降解或释放出丙烯酸单体。而且对机体的生物反应较轻，对老化及环境中其他变化的抵抗力也很强。其折射率约为 1.491，能透过较宽范围的波长(300~700 hm)，包括紫外光谱，所以植入人工晶体后的眼与无晶状体眼同样感受颜色的亮度和饱和度。PMMA 的主要缺点是不能耐受高温高压消毒。至今PMMA仍是制造硬质人工晶体的首选材料。

2. 硅凝胶(Silicone)和水凝胶材料(HEMA)

过去也曾使用硅凝胶和水凝胶制造人工晶体。由于其质软具有充足的柔韧性,故又称为软性人工晶体,可通过小切口植入眼内。根据聚合体中含水率多少和性质,水凝胶分成两种:聚甲基丙烯酸羟乙酯(PHEMA)和高含水率水凝胶。然而,由于硅凝胶韧性和抗拉力能力差,水凝胶人工晶体术后发生混浊率高,二者均已被临床淘汰。

3. 丙烯酸酯材料

丙烯酸酯材料是目前最接近人眼生理状态的人工晶体材料,因此是现在主流的人工晶状材料,分为亲水性与疏水性两类。

(1)亲水性丙烯酸酯:由2分子甲基丙烯酸羟乙酯和1分子甲基丙烯酸甲酯结合而成,具有良好的机械和光学性能,同时具有良好的弹性和亲水性。它表面组织相容性极佳,稳定性强,可减少异物反应。但由于材料的亲水性,术后后发障相对常见。

(2)疏水性丙烯酸酯:相对亲水性丙烯酸酯,其中的羟乙基改换为苯乙基,从而减少了材料的极性和含水量,具有较好的生物相容性,同时炎性细胞不易黏附,与囊膜的相容性好,故后发障发生率较小。

4. 其他材料

如记忆性材料,低于25℃时质软,加热后恢复;注射性材料,是一种液态物质,在一定温度、光照条件下可固化为凝胶状态。这些材料由于其可逆性转变带来的不稳定性,目前仍处于实验阶段。

三、人工晶体的发展史

人工晶体的研究起源于18世纪。1766年,由意大利眼科医生塔蒂尼(Tadini)首先提出。他认为将一个类似晶状体的椭圆形透明小体放入白内障患者眼内,取代混浊的晶状体,可以恢复患眼的正常视功能。1795 年,意大利眼科医生约翰·卡萨玛塔(Johan Casaamata)根据塔蒂尼的想法,用玻璃制造了类似的人工晶体。但该人工晶体在植入患者眼内时并未成功,植入的人工晶体很快脱位至玻璃体腔。尽管如此,约翰·卡萨玛塔仍被称为植入人工晶体的先行者。此后,人们认为矫正无晶状体眼的最好方法,还是在手术眼的角膜前放置一片凸透镜,这也为以后的无晶状体眼的远视眼镜的应用打下了基础。

直到 20 世纪 40 年代,人工晶体的研究才重启。英国医生马奇(Marchi)和瑞士学者阿尔弗雷德·班格特(Alfred Bangerter)在猴眼上进行了人工晶体植入,但以失败告终。第二次世界大战期间,英国医生哈罗德·里德利发现,飞机舱盖上有机玻璃的小碎片进入飞行员受伤眼内后无异物反应。于是,他想到用有机玻璃制造人工晶体。在化工专家内斯特·福特(Emest Fort)的协助下,哈罗德·里德利采用医用有机玻璃制造了一款形态与自然晶状体相似的人工晶体。该人工晶体中间呈双凸透镜性,四周是较薄边缘的椭圆形小体;直径为8.35 mm,厚度为2.4 mm,前曲率半径为17.8 mm,后曲率半径为10.7 mm。其直径比自然晶状体小 1 mm,有助于更好地植入囊袋内,并减少对睫状体的过度压力。1949 年,哈罗德·里德利在英国施行了第一例人工晶体植入手术,在白内障囊外摘除术后,将人工晶体植于虹膜后晶状体囊袋中,并在 1950 年进行了第二例人工晶体植入手术。由于计算误差,这两例患者术后都是高度近视,但矫正视力都在0.3以上。因此哈罗德·里德利医生重新计算了人工晶体的弧度,制造出一批标准化人工晶体,开展了 750 例人工晶体植入手术。患者术后裸眼视力大都在 0.6 以上,且无明显的并发症。我国张锡华教授于 1947 年在英国跟随哈罗德·里德利医生进修。1949 年回国后,在西安市第四医院和第四军医大学附属第一医院(现西京医院)进行老年性白内障的囊外摘除及后房型人工晶体植入术。受当时条件限制,仅个别病例获得成功。

在哈罗德·里德利所设计的人工晶体基础上,许多著名眼科学家进行了多种多样的改良。1960年,哈罗德·里德利宣布不再用这种后房型人工晶体。此后,前房角支持型人工晶体、虹膜支持型人工晶体、虹膜夹型人工晶体等类型人工晶体相继出现。在20世纪五六十年代,人工晶体植入的并发症较多,部分眼科医生对人工晶体植入术持怀疑态度,认为人工晶体植入长久会产生眼内异物反应。直至20世纪七八十年代眼科显微手术的开展,眼内粘弹剂的应用及人工晶体制作材料和工艺的改善,人工晶体植入术后的并发症明显减少,配合6.0 mm的大切口,PMMA材料的人工晶体得以重放异彩,良好的稳定性使其在很长一段时间内成为主流的人工晶体。在我国,甚至21世纪初期仍在使用此类人工晶体。随着白内障超声乳化吸除术的不断改进和新型折叠式人工晶体的出现,20世纪80年代开始推行超声乳化白内障吸除联合人工晶体植入术,可实现切口小、愈合快,术后角膜散光轻,视力恢复迅速的效果。

随着屈光性白内障手术时代的到来,多焦点人工晶体、景深延长型人工晶体、三焦点人工晶体纷纷应用于临床,虽然还有一定的不足,但基本能够让白内障患者术后脱镜,提供良好的视觉质量。

人工晶体至今还没有完全达到自然晶状体的独特调节功能。为此,国际上许多学者正在研究可注式人工晶体,试图通过改进的极细超声乳化头吸出晶状体后,将水凝胶或液状硅胶注入囊袋内,从而重新按囊袋形状塑造晶状体。注入的凝胶物质能在数小时内固化,膨胀到原来的大小并保持透明。此项研究在动物实验中已取得初步成功。随着相关技术的进步,相信未来会有更完美的人工晶体上市。

复明性手术的单焦点人工晶体

一、单焦点人工晶体的原理

如果把眼球比作一个照相机,那么选择单焦点人工晶体就像为你的眼球选一个基础款的镜头。这款镜头没有太多的功能,但它稳定、可靠,是视力恢复的基础条件。患者术后需要戴眼镜。

单焦点人工晶体,顾名思义,只有一个焦点。它可以让你清楚地看远或近处的物体,但不能同时拥有最佳的远、近视力。它就如同一个固定焦距的相机镜头,可以拍摄清楚的近景或者远景,但不能同时做到。

单焦点人工晶体还有球面和非球面之分。球面晶体就像老式的球形电视机,中间清晰但周边可能会有些变形。而非球面晶体则像是一台高清2K电视机,无论从哪个方向看都是清楚的。非球面晶体更像人眼的自然状态,有着良好的视觉质量,但价格相对高。

二、单焦点人工晶体的适用情况

单焦点人工晶体适合很多人群用眼的需求。对于那些习惯在走路或看远处时不戴眼镜,而做近距离工作时愿意戴老花镜的患者,单焦点人工晶体是一个不错的选择。对于那些日常生活中主要需求是

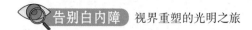

看远的人群,特别是对于老年人和生活节奏较为简单、没有阅读习惯的人来说,是一个非常实惠的选择。

近视患者也可选择单焦点人工晶体。如果高度近视白内障患者一直习惯了戴近视眼镜,那么在接受白内障手术时,也可以要求继续保留这个习惯。可以根据患者平时的阅读习惯,选择植入相对应的近视度数的单焦点人工晶体,这样看近处时更舒适,也不需要戴眼镜,而只需要在看远处时戴上一副200~400度的近视眼镜。近视白内障患者可以在保持接近原有用眼习惯的基础上,获得更好的视觉质量。这种选择的好处是,你可以在不改变多年的用眼习惯的情况下,更快地适应新的人工晶体,不但让自己看得清,而且看得更舒服。

此外,超高度近视、血管性视网膜病变、黄斑病变和视神经损伤等眼底病的患者,或外伤性晶状体半脱位、瞳孔粘连、先天性白内障存在弱视的患者更适合单焦点人工晶体。糖尿病、曾患虹膜炎或青光眼大发作的患者,可植入表面肝素处理的疏水性单焦点人工晶体来帮助减少术后炎症。医生会根据患者的具体情况和需求选择单焦点人工晶体,并推荐合适的类型和度数。

屈光性手术的功能性人工晶体

　　随着医学的进步,手术技术及相关设备的不断发展,白内障手术已从"复明手术"进入到"屈光手术"时代。术后的要求不仅仅是"看得见",更要求能"看得清晰,看得舒服"。屈光性白内障时代,视力下降已经不是唯一标准,重要的是解决屈光问题,即解决白内障的同时一站式解决近视、远视及老视的问题。随之带来的就是功能性人工晶体的不断改良和进步。

　　当然,"屈光性白内障手术"对手术把控的要求也相对更高,主要适合希望减少术后对眼镜依赖而相对眼底条件较好、不合并影响视力的其他眼病的白内障患者,同时对瞳孔直径、Kappa角等生物学参数有一定要求。绝对禁忌证包括合并进行性加重的视网膜疾病,如玻璃体黄斑牵引综合征、Stargardt病、视网膜色素变性等患者;小眼球、瞳孔明显异常、角膜严重病变等眼部器质性疾病及弱视患者;已知有严重精神性、心理性疾病患者等。相对禁忌证有对视觉质量要求过高、年龄过大,适应能力有限的患者;术前有畏光症状的患者;既往眼外伤或眼部手术史等可能影响视觉效果的患者。儿童在屈光状态稳定以前不建议植入屈光性人工晶体。

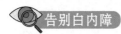

一、功能性人工晶体

（一）双焦点人工晶体

基于设计的光学原理，双焦点人工晶体可进一步分为折射型双焦点人工晶体、衍射型双焦点人工晶体、折射衍射混合型双焦点人工晶体、区域折射型双焦点人工晶体4类，各有优缺点。患者做完手术后，大部分时间不用戴眼镜。

1. 折射型双焦点人工晶体

光学部由具有不同折射率的几个同心圆环组成，光线通过具有不同折射率的部分会被聚焦在不同的距离，用于视远或者视近。该人工晶体光学利用率高，但成像质量易受瞳孔大小、人工晶体居中性的影响，不同的瞳孔大小和人工晶体的居中性变化都会不同程度地影响成像质量。术后可能产生光晕、星芒及虚影等视觉干扰现象。此外，由于不同区带光学的连接呈不连续，入射光线容易出现的散射现象造成对比敏感度严重下降。目前临床已较少使用。

2. 衍射型双焦点人工晶体

光学部由数十个同心分布的渐进衍射环组成，使通过的光线聚焦成两个焦点来达到同时视远和视近的功能。该人工晶体光学利用率不高，但可降低对瞳孔大小、人工晶体居中、Kappa角的依赖性。因衍射面光散射，少数患者可出现视觉干扰和对比敏感度下降。主要代表性产品有美国强生的 Tecnis® 多焦点系列（ZMB00/ZKB00/ZLB00）。

3. 折射衍射混合型双焦点人工晶体

光学部中央由同心衍射环组成，阶梯高度和宽度由中央向周边递减，兼顾视近和视远；周边为折射区，可减少光学部视觉干扰。瞳孔扩大时可为远视力传递更多光能，从而改善视觉质量。主要代表性产品有德国蔡司的 AT LISA® 809M 和美国爱尔康的 AcrySof® Re-STOR®系列。

4. 区域折射型双焦点人工晶体

基于旋转不对称区域折射设计,将具有不同折射率的区域设计为扇形,从而通过不同屈光力的扇形折射区域分别负责视近和视远,减小了折射型双焦点人工晶体受瞳孔大小的影响,又保留折射型人工晶体的优势,降低光能损失率。主要代表性产品有美国 Lenstec 的SBL-3 和德国 Oculentis 的 Lentis Mplus 系列。

(二) 三焦点人工晶体

三焦点人工晶体与双焦点人工晶体的原理类似,因此分类也大致相同,但其拥有自然的中距离视力,可以获得出色的近、中及远距离视力。患者术后阅读时,不用戴老花镜,术后光干扰少、脱镜率高,已成为一站式解决白内障、老花及近视的理想选择。患者做完手术后,不用戴眼镜。

适用于有远、中、近距离全程视力需求的患者,尤其日常生活中阅读手机、使用计算机等中距离视力需求较多的患者。该类人工晶体通过阶梯渐进衍射设计,使人工晶体从中央到周边逐步修正物像,将中焦点的二阶衍射波与近焦点重合设计,进一步提高光能利用率。目前的研究结果表明,三焦点人工晶体的中距离视力显著优于双焦点人工晶体,而两者在远和近距离视力、对比敏感度、光干扰等方面均无明显差异。主要代表性产品有美国爱尔康的 AcrySof IQ PanOptix 和德国蔡司的 AT LISA tri 839M,二者都属于折射衍射型多焦点人工晶体。

(三) 景深延长型人工晶体

患者术后可具有良好的中、远距离视力,相对较好的近距离视力,优秀的运动视力。

对于聚焦在焦点前后一定范围内的物体,人眼能分辨其物像。这个范围就是所谓的焦深,与之对应的空间范围即为景深。景深延长型(EDOF)人工晶体,又称连续视程型人工晶体,基本的光学原理是创建一个延长的单焦点来增强聚焦深度。与多焦点人工晶体相比,EDOF型人工晶体创造了一个延长的单焦点,而不是单纯的几个焦点,因此显著减少了术后的光干扰现象。基于EDOF技术原理,可分为单纯型EDOF和混合型EDOF两类。单纯型EDOF仅采用基于球差的光学设计或针孔效应,而混合型可分为衍射型、折射型及衍射折射混合型等,包括基于增效型衍射光栅融合多焦技术、无衍射环高次非球表面技术、衍射融合多焦技术设计的EDOF型人工晶体等。EDOF型人工晶体适用于对远、中距离视力要求高,同时相对较低近距离视力需求的患者。因其焦线设计对人工晶体植入术后的偏心和倾斜具有良好的耐受性,近年越来越受到临床的青睐,但光干扰现象仍无法完全规避。

(1)衍射型EDOF:通过优化阶梯式衍射环的高度和间距,扩展焦深模拟人眼连续变焦,提供良好的远和中距离视力,同时对于神经适应性的要求也相对多焦点人工晶体更低,但目前近距离相对不足。主要代表性产品有美国强生的TECNIS® Symfony ZXR00。

(2)基于球差设计的单焦点EDOF:球差是一种与中心射线和边缘射线之间焦距差相关的像差。人类角膜为正球差,若选择负球差的人工晶体,可以在一定程度内中和角膜的正球差,提供更清晰的焦点,从而在特定的距离上提供更好的视力。有证据表明,诸如球差、彗差和6阶的高阶像差均可以增加景深。主要代表性产品有美国爱尔康的AcrySof® IQ Vivity。

(3)基于针孔效应的单焦点EDOF:由中央针孔区和外周的不透明环形区域组成,可阻挡未聚焦的外周光线,同时允许中心和旁中心光线通过其中央的针孔区域。该设计可提高中、近距离视力,同时保持相当的远距离视力。但缺点是进光量大大减少,在环境较暗时,相对视物困难,因此目前临床应用还较少。

(4)折射型EDOF:目前,主要包含无衍射环设计的高阶渐进折射技术的景深延长单焦点人工晶体,屈光力从中央到周边呈连续平稳的递减,且无明显分界线,有良好的远距离视力,并大大减少了不良光学现象,中距离视力也有提升。主要代表性产品有美国强生的TECNIS Eyhance™。

(5)衍射-折射混合型EDOF:在原有阶梯式衍射环基础上通过添加折射设计改进光线分布,使景深进一步延长,近距离视力良好,大大改善其他EDOF型人工晶体近距离视力相对不足的问题,然而也有其局限性,例如存在光干扰现象,需神经适应过程。主要代表性产品有美国强生的TECNIS Synergy™。

(四)散光矫正型(Toric)人工晶体

白内障合并有规则散光的患者,除了通过角膜弧形切口散光松解,还可以选择散光矫正型人工晶体。散光矫正型人工晶体是针对白内障患者的角膜散光而设计的屈光性人工晶体,能在常规人工晶体矫正功能的基础上同时矫正散光,是白内障屈光手术中非常先进有效的一项技术。散光矫正型人工晶体设计原理是在环曲面透镜基础上加上柱镜,可以降低人工晶体眼残留散光度数,从而提高术后视觉质量。适用于规则角膜散光度数≥0.75 D、并有远距离视力脱镜意愿的白内障患者。各种散光矫正型的人工晶体设计大同小异,差异主要体现在如何提高人工晶体在囊袋内的旋转稳定性。这取决于光学部直径、襻型设计、人工晶体材质。目前关于各类襻型设计人工晶体的旋转稳定性还没有定论。如今,以上提及的几乎所有单焦点、多焦点及EDOF型人工晶体,都有其散光矫正版本。

(五) 可调节人工晶体

可调节人工晶体模拟人眼调节机制,通过调整人工晶体光学部在囊袋内的前后位置调节光学"节点"的位置,实现远、中、近距离的视力变化。根据设计原理可进一步分为单光学部位移可调节人工晶体、双光学部位移可调节人工晶体、可变形表面可调节人工晶体、囊袋填充式可调节人工晶体,后两者均还未进入临床使用。此外,可调节人工晶体可能随着术后时间的延长而调节力逐渐下降,实际调节力没有达到预期水平,术后患者的满意度并不如预期高,且价格比较昂贵,因此目前临床使用还较为局限。

越贵的人工晶体越好吗

一、为什么不同的人工晶体价格差异那么大

人工晶体包括普通单焦点人工晶体和功能性人工晶体（双焦点、三焦点、景深延长型、矫正散光型、区域折射型）。普通单焦点人工晶体的价格最便宜，因为这款人工晶体设计原理最简单，生产工艺也成熟，相对技术含量不高；其功能仅限于替代自然混浊的晶状体，眼内只是植入一个对应人眼屈光度数的人工晶体，不具有其他功能；不仅国外能生产，国内有很多公司也做得很好。而功能性人工晶体大部分是进口的，技术被国外大的人工晶体公司垄断。其设计原理比较复杂，且功能越多，技术含量就越高。每项技术的攻克都要花费大量时间和费用，研发代价很高。每款功能性人工晶体的技术都是独特的，很多技术还在专利期，无法仿制。此外，功能性人工晶体的生产工艺精密，物以稀为贵，所以价格相对高。

二、便宜或贵的人工晶体的最大区别

便宜的人工晶体往往是普通单焦点人工晶体，植入术后仅能选择看远或者看近、不能矫正散光，患者一般还需要看远或看近配镜，因此功能单一。而较贵的人工晶体往往是功能性人工晶体，每款的

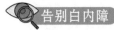

性能不同；全程视力越好、视觉和光学干扰的不良反应越小，则价格越高。

三、如何选择最适合自己的人工晶体

人工晶体的种类很多，对于单焦点人工晶体，只要眼内原有混浊的晶状体位置正常，所有患者都适用。如果混浊的晶状体有脱位，尽量选择一些直径较大，且支撑性好的人工晶体。若脱位范围大，还可以选择巩膜缝线固定型的人工晶体。对于功能性人工晶体，那是不是所有人都适用呢？答案当然是否定的。我们先需要了解《中国多焦点人工晶状体临床应用专家共识（2019）》中的相关适应证。

（1）希望减少术后阅读对眼镜的依赖，对远、中、近视力均有较高要求的患者，优先推荐相对年轻、眼底条件较好、无合并影响视力的其他眼病的白内障患者。

（2）一般要求预估术后散光度数≤1.00 D；对于术后预估散光度数较大又有全程视力需求的患者可选择散光多焦点人工晶体；对于预估术后散光度数较大且坚持植入多焦点人工晶体的患者，可在患者知晓术后视觉质量不佳的前提下谨慎选用多焦点人工晶体，术后也可通过角膜屈光手术等对残留散光度数进行矫正。

（3）建议暗室下瞳孔自然直径3.0~5.5 mm。

（4）Kappa角<0.5 mm 或 Kappa角小于多焦点人工晶体中央折射光学区直径的一半。

功能性人工晶体植入的眼部条件必须满足共识的要求，而实际临床应用时远没有这么简单。眼部条件仅仅表示能植入，但植入后患者要满意，还得使患者的用眼习惯与功能性人工晶体的优缺点相匹配。比如一个高度近视患者，术前患者近视力良好，只是看远不清楚,那么选择多焦点人工晶体的时候,就应该要选择一些看近功能更佳的功能性人工晶体,也就是需要选择近视附加度数高的屈光人工晶体,术后尽量要能满足患者看近的良好视力。如果术后看近效果达不到患者术前的近视力水平,则要跟患者术前沟通好,使其能够接受,这样才能获得患者的满意。

又比如患者对夜间开车的视力需求高,而现在衍射环设计的多焦点或三焦点人工晶体多伴有夜间光学干扰现象,如果术后光干扰很明显,就会影响夜间开车的安全性。那么给这类患者选择时,首选无衍射环的景深延长型人工晶体或单焦点增强型人工晶体。尽管EDOF人工晶体也有一定不足,就是看近的视力可能会差些,但术前只要跟患者沟通好,使其提前知晓这点,术后才能够接受这个欠缺。

除了以上讲的眼部条件、患者用眼习惯与功能性人工晶体的优缺点匹配等,最后还要考虑的,就是患者的经济条件,因为不同种类、品牌的人工晶体价格都不一样,所以要根据个人能够承受的价格,最后确定一款量身定制的人工晶体,这样才会让每位患者术后满意度都很高。

四、测一测,你适合什么样的人工晶体

患者可以根据自己的用眼习惯及表格(表5-1~表5-4)中每种人工晶体的优缺点,结合自身经济情况,大概选择出一款适合自己的人工晶体,最后再让医生结合眼部条件作出最终的决定。

(一) 各类人工晶体在具体生活场景中的应用优劣

1. 单焦点或矫正散光型单焦点人工晶体

这种人工晶体只有一个焦点,因此看近、看远只能满足其中一个需求,另一个需要戴眼镜才能达到视物清晰的目的(表5-1)。

表5-1　单焦点或矫正散光型单焦点人工晶体的生活场景应用

单焦点或矫正散光型单焦点人工晶体	行走、看电视等远距离需求	看书看报、看手机等近距离需求	术后解决方法
满足看远	√	×	看近戴老花镜（适用于正视眼或低度近视患者）
满足看近	×	√	戴2~3D近视眼镜看远（适用于高度近视患者）

2. 功能型人工晶体或矫正散光功能型人工晶体

双焦点或矫正散光型双焦点人工晶体有2个焦点，能同时满足看近和看远的需求；三焦点或矫正散光型三焦点人工晶体有3个焦点，满足看远、中、近的全程视力需求；连续视程或矫正散光型连续视程人工晶体模拟人眼变焦能力，满足从远到近的全程视力（表5-2）。

表5-2　功能型或矫正散光功能型人工晶体的生活场景应用

功能型人工晶体或矫正散光功能型人工晶体	行走、看电视等远距离需求	电脑办公等中距离需求	看书看报、看手机等近距离需求
双焦点或矫正散光型双焦点人工晶体	√	×	√
三焦点或矫正散光型三焦点人工晶体	√	√	√
连续视程或矫正散光型连续视程人工晶体	√	√	√ 较小的印刷字体戴老花镜

（二）各类人工晶体的优缺点和具体适应人群

详见表5-3。

表5-3　人工晶体的优缺点和具体适应人群

人工晶体类型	优缺点介绍	品牌型号	适用人群
普通单焦点人工晶体	优点：微切口，非球面人工晶体，适合大多数人群 缺点：看近、看远只能满足一个，如满足看远需求，则看书、看手机等看近处需戴老花镜。如果满足看近需求，则走路、看电视等看远处需戴近视眼镜	美国强生、美国爱尔康、德国蔡司、德国人类光学、英国瑞纳等	眼部条件不符合植入多焦点或三焦点人工晶体，低度或无散光的患者
矫正散光+单焦点人工晶体	优点：可矫正规则性角膜散光，提升视觉质量 缺点：有固定轴位，极少部分患者术后会发生人工晶体旋转，需进行复位。部分患者需联合植入囊袋张力环稳定人工晶体的位置看远、看近只能满足一个，另一个则需配镜辅助	德国蔡司709M（亲水） 美国强生ZCU（疏水）	适用于规则散光>100度的所有患者（包括高度近视），部分眼轴长和晶状体厚度大的患者需联合植入囊袋张力环稳定人工晶体的位置 适用于规则散光>100度的所有患者，人工晶体襻进行了独特的磨砂设计，旋转稳定性更好，疏水特性，后发障发生率低

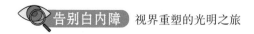

（续表）

人工晶体类型	优缺点介绍	品牌型号	适用人群
双焦点人工晶体	优点：满足看近、看远，中距离（60~80 cm）略差，多数患者术后无需配镜 缺点：少数患者术后发生眩光、星芒及光晕，3~6个月会适应；看近极小字体（如药瓶说明书）需老花镜辅助	德国蔡司809M（亲水）	适用于<100度散光的所有人群，尤其近视患者。轻度散光需联合飞秒激光辅助去除散光
		美国SBL-3区域折射（亲水）	适用于<75度散光的老花眼和低度近视患者
		德国人类光学Diff-aAY（亲水）	适用于<75度散光的老花眼和低度近视患者
三焦点人工晶体	优点：模拟人眼的变焦能力，可满足远、中、近视力。术后视觉质量高，无需配镜 缺点：少数患者术后发生眩光、光晕或星芒，3~6个月会适应。极少数患者存在神经适应不良。看极小字体（如药瓶说明书）需老花镜辅助	德国蔡司839MP（亲水）	适用于<100度散光的近视人群，尤其是高度近视患者（双眼植入适应性更佳）。轻度散光需联合飞秒激光辅助去除散光
		美国爱尔康PanOptix（疏水）	适用于<100度散光的所有人群，尤其是老花眼患者。轻度散光需联合飞秒激光辅助去除散光。疏水特性，后发障发生率低

（续表）

人工晶体类型	优缺点介绍	品牌型号	适用人群
连续视程人工晶体	优点:模拟人眼的连续视程功能,可满足从远到近的全程视力。术后运动视力佳,视觉质量高,无需配镜。疏水特性,后发障发生率低 缺点:少数患者术后发生光晕和星芒,3~6个月会适应	美国强生跃无级（疏水）	适用于<100度散光的所有人群(远视、正视及近视),尤其适合近视患者。轻度散光需联合飞秒激光辅助去除散光
	优点:满足看远、中清楚或看中、近清楚,少数患者可能术后需配镜,术后星芒和光晕较少。光干扰现象发生率低 缺点:看药瓶说明书小字可能要戴老花镜	美国强生新无级（疏水）	适用于无散光或轻度散光的老花眼或低度近视患者,不适合高度近视人群,可用于单眼白内障患者
	优点:模拟人眼的连续视程功能,是全球唯一的无衍射环的人工晶体,能满足大部分非近视患者的远、中、近视力。夜间驾驶视力佳,术后完全无光干扰。疏水特性,后发障发生率低 缺点:不适合近视患者,部分患者看手机和报纸需戴老花镜	美国强生艾无级（疏水）	适用于远视或正视眼的合并老花眼的白内障患者。适用人群:①单眼或双眼白内障;②夜间开车需求高;③轻度眼底病变和视神经病变;④想拥有全程视力的高龄老年患者

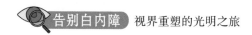

（续表）

人工晶体类型	优缺点介绍	品牌型号	适用人群
连续视程人工晶体	优点:模拟人眼的连续视程功能,可满足从远到近的全程视力。术后少量的光晕和星芒的光干扰现象。疏水特性,后发障发生率低 缺点:看极小字可能要戴老花镜	美国爱尔康Vivity(疏水)	适用人群:①散光<50度的老花眼或低度近视患者;②有开车需求;③希望拥有全程视力,但光干扰低的双眼白内障患者
矫正散光+连续视程人工晶体	优点:可矫正>1D的规则性角膜散光,提升视觉质量,并模拟人眼的连续视程功能,满足从远到近的全程视力。术后轻微的光晕和星芒的光干扰现象。疏水特性,后发障发生率低 缺点:看极小字可能要戴老花镜 注意事项:散光矫正型人工晶体有固定轴位,极少部分患者术后会发生人工晶体旋转,需进行复位。部分患者需联合植入囊袋张力环稳定人工晶体的位置	美国爱尔康Vivity toric(疏水) 美国强生散光新无级(疏水)	适用人群:①规则散光>100度的远视及低度近视患者;②有开车需求;③希望拥有全程视力,但光干扰低的双眼白内障患者 适用人群:①规则散光>100度的远视及低度近视患者;②有开车需求;③希望拥有全程视力,但不想有过多光干扰的白内障患者;④单眼人工晶体眼,希望看近更好;⑤单眼或双眼白内障患者

（续表）

人工晶体类型	优缺点介绍	品牌型号	适用人群
矫正散光+双焦点人工晶体	优点:可矫正规则性角膜散光,满足看近、看远。多数患者术后无需配镜 缺点:少数患者术后有眩光、星芒及光晕,3~6个月会适应 注意事项:散光矫正型人工晶体有固定轴位,极少部分患者术后会发生人工晶体旋转,需进行复位。部分患者需联合植入囊袋张力环稳定人工晶体的位置	德国蔡司909M（亲水） 美国强生ZMT（疏水）	适用于规则散光>100度的所有患者(尤其近视患者,包括高度近视),中距离差,适合对中距离视力要求不高的老年患者 适用于规则散光>100度的大部分患者,但是中视力缺失较明显,光干扰比较明显
矫正散光+三焦点人工晶体	优点:可矫正规则性角膜散光,模拟人眼的变焦能力,可同时满足远、中、近全程视力。术后视觉质量高,无需配镜 缺点:少数患者术后有眩光、星芒及光晕,3~6个月会适应。极少数患者存在神经适应不良 注意事项:散光矫正型人工晶体有固定轴位,极少部分患者术后会发生人工晶体旋转,需进行复位。部分患者需联合植入囊袋张力环稳定人工晶体的位置	美国爱尔康TFNT（疏水） 德国蔡司939MP（亲水）	适用于规则散光>100度的所有人群,尤其是老花眼患者和低、中度近视患者。黄片,不适合单眼植入 适用于规则散光>100度的所有人群,尤其是近视人群,包括高度近视患者(双眼植入适应性更佳)。尤其适合较长时间电脑工作、需全程视力的中青年患者

(三)充分了解患者术后的视力需求及经济承受能力

详见表5-4。

表5-4 白内障术前医患沟通问卷

> 尊敬的患者,为了更好地让医生了解您的用眼习惯及您对视觉质量的要求,请填写以下问题(在以下选项中√)。医生会根据您的眼部条件,用眼习惯等情况,推荐适合您的手术方式及人工晶体选择。

1.请填写您的年龄:

2.您的医保类型:

上海医保(   )　　　　　　外地医保(   )

3.目前/退休前工作(对应职业画圈○):教师、律师、医生、财务、建筑设计师、司机、公务员、工人、农民、电脑工作者(公司职员)、其他_____

4.您的兴趣爱好/用眼需求(可画圈○多选):读书读报纸、写作、做针线活、看手机、烹饪、炒股、打麻将、摄影、看电脑、看电视、打游戏、旅游、开车、运动、其他_____

5.日常生活中接受戴眼镜吗(戴老花眼镜/近视眼镜)

不想戴眼镜(   )　　　　　　　可以接受戴老花/近视眼镜(   )

6.生活中有驾驶需求吗

只有白天需要开车(   )　白天和晚上都需要开车(   )　不开车(   )

7.手术后您最希望获得的视力是(可多项选择)

近距离(指读书、看手机、看药瓶说明书、写作、穿针引线等在40 cm左右的距离)(   )

中距离(指炒菜、打麻将、看电脑、剪脚趾甲等在60~80 cm的距离)(   )

远距离(指看电视、外出、旅游等1 m以外的距离)(   )

8.白内障摘除后,需要植入人工晶体,您对植入的人工晶体视觉质量的要求

所有功能性人工晶体看近距离都有一定要求(33~40 cm)

期望有高质量的视觉质量(术后无需配镜)人工晶体价格(2万元左右/眼)(   )

满足日常生活用眼需求(术后基本无需配镜)人工晶体价格(5000~12000元/眼)(   )

提升视力(但看近/看远其中一方需戴眼镜辅助)人工晶体价格(650~5200元/眼)(   )

9.白内障摘除的手术方式的选择

飞秒辅助超声乳化手术方式(适用人群:高难度白内障手术,做过青光眼、视网膜及其他眼内手术,植入多焦点/三焦点人工晶体合并轻度散光的患者,硬核白内障,先天性或外伤性晶状体半脱位,独眼,角膜内皮差,高度近视,对手术有恐惧心理的患者,对视觉质量有高要求的患者)需要自费8000元(　　　)

普通超声乳化手术方式(无特殊情况的大多数患者)(　　　)

　　患者可以根据这4张表格,结合自身情况初步选出适合自己的人工晶体,然后让专业的眼科医生作出最后决定。

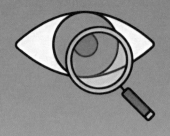

第六章

当白内障遇到其他眼病

当白内障遇到其他眼病,怎么办?先治疗哪种眼病更好?以前做过角膜屈光手术,还能做白内障手术吗?临床上,我们发现很多患者不仅患有白内障,还患有其他眼病,也有不少患者曾经接受过角膜屈光手术。这样的患者心里会非常焦急,担心自己的视力会越来越差或者担心自己做不了白内障手术。面对这些情况,只要把握精准的术前检查和测量,选择合适的人工晶体,积极治疗其他眼病,再选择合适的时机治疗白内障,最终还是会获得良好的术后视力效果。

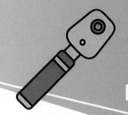

白内障常见的合并眼病

一、白内障合并常见的眼前节疾病

（一）重症角膜溃疡

由于角膜炎症直接或间接地影响了晶状体代谢和透明度，进而引起白内障，主要表现为晶状体前极性混浊或全白状态。

（二）急性闭角型青光眼

白内障膨胀期晶状体增厚、向前膨隆，推挤虹膜前移，堵塞房角，诱发闭角型青光眼急性大发作。青光眼大发作后，前房炎性反应加重，反过来又加速白内障的发展，导致视力进一步恶化。对于这样的患者应尽早行白内障或小青白手术，预防眼压急剧升高。

（三）虹膜睫状体炎

并发性白内障是常见的原因之一，典型混浊可以发生在晶状体后极部，也常见于虹膜后粘连的附近。在反复发作的慢性病例中可看到广泛虹膜后粘连，广泛虹膜前粘连导致房角关闭。有时在瞳孔区形成瞳孔膜闭，混浊开始于前囊下，常被瞳孔膜闭遮掩而看不到。另外，反复发作的虹膜睫状体炎需要长期使用糖皮质激素，也会诱发药物性白内障。

（四）Fuchs虹膜异色综合征

一种以虹膜脱色素为特征的慢性非肉芽肿性葡萄膜炎,常为单眼受累。主要是由于炎症或血-房水屏障功能破坏而造成晶状体混浊,主要表现为晶状体后囊下混浊,可逐渐发展到整个晶状体混浊。

（五）眼前段肿瘤

如果为恶性肿瘤且体积较大,对眼部造成压迫,导致眼内房水循环受阻,致使晶状体代谢异常而发生晶状体局部混浊。

二、白内障合并常见的眼后段疾病

（一）黄斑疾病

主要包括年龄相关性黄斑变性、黄斑囊样水肿、黄斑裂孔、黄斑前膜等。其中,老年人黄斑疾病和老年性白内障常同时出现。

（1）年龄相关性黄斑变性(AMD):为黄斑部退行性眼病,多发生于50岁以上人群,一般双眼先后或同时发病,呈进行性视力损害。根据临床表现分为萎缩性和渗出性,后者可行抗血管内皮生长因子(VEGF)治疗。

（2）黄斑囊样水肿(CME):并非是一种独立的眼病,常继发于视网膜血管疾病(如视网膜静脉阻塞、糖尿病视网膜病变等)、葡萄膜炎、内眼手术后等。血-视网膜屏障破坏是引起黄斑囊样水肿的主要原因。临床表现为自觉性视力下降、视物变形。

（3）黄斑裂孔(MH):指黄斑部视网膜神经上皮层的局限性全层组织缺损,可分为继发性和特发性黄斑裂孔。特发性黄斑裂孔患者眼部无明确原发疾病,老年女性多见。常表现为视力下降、视物变形、闪光感、眼前黑影飘动等。

（4）黄斑前膜(ERM):指黄斑区及附近视网膜表面的无血管性

纤维增生膜。眼底见黄斑区金箔样反光,视网膜皱褶。黄斑前膜由很多因素引起,可能与玻璃体后脱离、眼外伤、眼部手术及先天性因素等有关。常表现为视力下降、视物变小、视物变形等。

老年性白内障和黄斑疾病同时存在还是比较常见的,均会影响患者视力,但彼此一般不会相互加重。两种疾病前后治疗时机有很多讲究,后面章节会详细阐述。

(二)后葡萄膜炎

由于炎性反应引起眼内环境的改变,使晶状体营养或者代谢发生障碍,从而导致晶状体出现混浊。早期主要表现为晶状体后囊下混浊,密集成簇,形似小颗粒,还有空泡状。晶状体混浊逐渐向核中心和周边发展,形成玫瑰花形。

(三)眼后段肿瘤

如视网膜母细胞瘤、黄斑部恶性肿瘤等,随着瘤体增大,会压迫视网膜,侵袭房水循环,导致晶状体混浊,从而形成白内障。

(四)视网膜色素变性(RP)

这是一组视网膜光感受器层的遗传性眼病,主要表现为夜盲,向心性视野缩小。患眼白内障常见晶状体后囊下锅巴样混浊。

(五)视网膜血管性疾病

主要包括糖尿病视网膜病变、视网膜动静脉阻塞、高血压性视网膜病变等,晶状体的混浊一般先从皮质开始,逐渐为全混浊。

(六)高度近视性脉络膜视网膜病变

见于高度近视患者(近视度数>600度)。随着年龄增长和近视度数加深,患者眼轴逐渐变长,脉络膜和视网膜变得薄弱、视网膜色素上皮屏障功能受损,出现眼底改变。主要病变有脉络膜新生血管、黄斑裂孔、视网膜劈裂、视网膜脱离等。并发白内障主要表现为核性混浊。

白内障遇上眼底病的处理

得了白内障,大家都知道要通过手术来解决。但当患有白内障的同时,还查出眼底有问题,那么,白内障手术还能不能做呢?

在门诊跟患者沟通病情的时候,只要一提到眼底病,患者就会问:"这是什么眼病呀?是我的黄斑出问题了吗?白内障是不是眼底病呀?"说明很多患者不清楚眼底病的概念,其实眼底病不等于黄斑疾病,黄斑疾病只是眼底病中的一种。当然,白内障也不是眼底病。

眼底是指视网膜,也就是我们通常所说的眼球照相机的"胶卷",视网膜上还包括视神经、血管、黄斑。而眼底病主要包括视网膜血管性疾病(糖尿病视网膜病变、视网膜动静脉阻塞、高血压性视网膜病变等)、视神经疾病(视神经炎、缺血性视神经病变、视神经肿瘤等)、黄斑疾病(老年性黄斑变性、黄斑裂孔、黄斑前膜、高度近视黄斑病变等)、视网膜色素变性、视网膜脱离、视网膜血管瘤及视网膜母细胞瘤等一系列疾病。

白内障是指任何先天性或者后天性的因素,如遗传、代谢异常、外伤、辐射、中毒、营养障碍等,导致晶状体混浊和光学质量下降的退行性改变,包括晶状体透明度降低或者颜色改变。白内障是眼球照相机的"镜头"发生问题的疾病,跟眼底病完全不一样。

在临床经常遇见合并眼底病的白内障患者,对于眼底病和白内障治疗的先后顺序,主要应看白内障和眼底病的轻重程度、两种疾病相互间影响、对视力的影响是哪个疾病占主要因素;其次要了解白内障手术后,患者的视力能提高多少。这两个方面,医生要有清晰认识,同时也要与患者充分沟通,让患者有深刻的了解。此外,还要关注患者晶状体混浊程度发展的情况,对眼底病的观察和治疗会起什么样的阻碍作用。要清楚告知患者,如果不积极治疗白内障,可能会严重影响视力。对于严重的眼底病患者进行白内障手术治疗,术后视力改善可能有限,这些都需要与患者充分沟通。但是总体来说,医生需要根据晶状体混浊的严重程度和眼底病变的严重程度进行评估,帮助患者选择一个好的手术时机和手术方案,获得尽可能好的术后视觉质量。

一、白内障和眼底病可同时处理

如果眼底病比较重(如黄斑前膜、黄斑裂孔、玻璃体黄斑牵拉综合征、玻璃体积血、视网膜脱离等),已经明显影响视功能,明确需要眼底手术,而白内障也相对较重,明显影响眼底术中和术后的检查和治疗时,或者患者年龄在50岁以上,已有白内障,虽然不重,但眼底手术后,破坏了眼内代谢平衡,会明显加速白内障的形成,为减少后期白内障手术时的风险,就可以前后节联合手术,一次性解决白内障和眼底疾病。当然,前后节一起手术,不光要考虑患者的眼部情况,还要综合考虑患者全身情况、医院的设备条件及是否有前后节联合手术的专业医生。只有把所有条件充分考虑进去,才能给患者制订一个理想的治疗方案。

二、眼底病暂不需要处理,先做白内障手术

部分眼底病发展缓慢,如1~2期的黄斑前膜、干性老年性黄斑变

性、视网膜色素变性、非增殖期糖尿病视网膜病变、非缺血型视网膜静脉阻塞、高度近视黄斑疾病等视网膜疾病,只需要定期复查,不需要特殊处理。这部分白内障患者,可以先做白内障手术。当白内障严重时,不仅遮住光线进入眼内,影响患者视力,也导致医生无法查清患者的眼底病灶。所以只有先把白内障手术做了,才能看清眼底病的样貌,医生才能更好地诊断和治疗眼底病。而且有部分眼底病尚无有效的可提高视力的治疗手段,而白内障手术又是患者的唯一希望。

三、眼底病须尽快处理时,白内障手术要缓缓

有些眼底病发展很快,并且对视功能影响很大甚至造成不可逆性损伤,比如视神经疾病、增生期糖尿病视网膜病变、糖尿病性黄斑水肿、缺血性视网膜静脉阻塞、湿性老年性黄斑变性、视网膜脱离、黄斑脉络膜新生血管等,如果白内障不影响眼底治疗或观察,可以等眼底病治疗稳定后再考虑白内障手术。

白内障遇上青光眼的处理

大家经常会听到这种说法，"白内障严重了会导致青光眼"，或者"青光眼会加重白内障"。那这到底是怎么回事呢？要回答这个问题先得了解什么是青光眼。青光眼是由于眼球内生成的房水不能正常排出而引起的眼压增高为特征的一种致盲眼病。原先青光眼主要定义为眼压升高为共同特点的一组疾病，随着科学家对青光眼认识的不断深入，其内涵不断丰富，后来又将发生特征性视神经损伤和视功能损害的这类疾病定义为青光眼。众所周知，长期的高眼压会导致眼底视神经萎缩，出现眼睛胀痛、视物模糊、看东西范围缩小，最终导致失明且是不可逆的。除药物降眼压外，手术也是青光眼治疗的手段之一。

青光眼临床分为原发性、继发性及先天性。原发性主要有闭角型和开角型，闭角型青光眼又分为急性闭角型青光眼和慢性闭角型青光眼，而老年人最为常见。中国人原发性闭角型青光眼比例最高，而闭角型青光眼发病机制中90%以上由瞳孔阻滞引起。随着年龄增长，晶状体变大和膨胀（白内障），阻碍了瞳孔区的房水外流，使眼压急剧升高发生青光眼。而远视、真性小眼球、浅前房患者在白内障膨胀期和成熟期易诱发闭角型青光眼的急性大发作。对于闭角型青光眼患者，长期使用缩瞳剂也会影响晶状体代谢，从而加重晶状体混浊。青光眼滤过手术更会加速白内障的发展。可见，青光眼与白内障是可以互相影响、同时存在的。

一、白内障与原发性闭角型青光眼同时存在的治疗

原发性闭角型青光眼往往都是由房角关闭导致。对于一些早期闭角型青光眼患者来说，白内障手术摘除晶状体后更换为更薄的人工晶体，可以很好地解除晶状体对前房角的推挤，使之重新开放。这样就可以利用自然通道解决房水排出的问题。有时甚至不需要做青光眼滤过手术，只需要一个单纯白内障手术就可以同时解决青光眼的问题，手术更简单，创伤更小。而对于一些多次发作过的闭角型青光眼，房角关闭大于180°的慢性期患者，应该行青白联合手术。青白联合术分为小青白手术和大青白手术。小青白手术又称"白内障摘除联合房角分离术或者房角切开术"。目前小青白手术已经成为急性闭角型青光眼合并白内障患者，以及大多数慢性闭角型青光眼合并白内障患者的首选术式。白内障摘除手术同时打开关闭的房角，加深前房深度，建立内引流通道，既可以使残余开放的房角重新加宽，降低单纯青光眼滤过手术可能引起的并发症，还可以避免青光眼术后加重白内障进展的弊端，减少患者再次进行白内障手术的麻烦和风险。如果小青白术后眼压还未能控制到正常范围，也可以联合使用降眼压药物控制眼压。如药物治疗仍无法达到目标眼压，也可以再行青光眼滤过手术。

二、白内障手术对开角型青光眼有好处吗

开角型青光眼往往是房角开放的，小梁网也就是房水滤过组织变性，导致房水排出不畅，眼压升高对视神经产生慢性损伤。而白内障手术的主要功能是增加前房深度及增宽房角，对开角型青光眼并

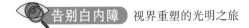

没有帮助,且术中会由于炎症因子释放引起小梁网水肿或者晶体碎屑堵塞小梁网,反而容易加重青光眼。所以,不建议用白内障手术去治疗控制开角型青光眼,除非这类青光眼患者的白内障本身很严重,必须行白内障手术。

三、白内障手术联合青光眼手术风险大吗

对于早期闭角型青光眼,白内障不是很重的手术,其实和普通白内障手术区别不大,唯一区别就是患者术中前房比较浅,术中操作相对困难,但对于一位熟练的白内障手术医生来说,这点困难不是问题。对于一些白内障很重、角膜内皮细胞计数低、晶状体悬韧带松弛甚至脱位的患者,白内障手术会相对复杂,术后还有角膜严重水肿、角膜内皮细胞失代偿、人工晶体无法植入、暴发性脉络膜出血等风险。

对于晚期青光眼,大青白手术(白内障联合小梁切除手术),因手术复杂程度要比单纯白内障手术或者小青白手术更大,如小梁切除面积过小或过大,会出现眼压控制不理想或者眼压太低导致脉络膜脱离等的可能;术后还可能出现恶性青光眼,所以需要手术医生同时具备精湛的手术技术和扎实的青光眼、白内障理论知识,以及很强的处理术中、术后并发症的能力。

白内障遇上高度近视的处理

近视是屈光不正的一种。临床上，通常将度数超过600度、眼轴大于26 mm的近视称为高度近视。据统计，到2050年全球近视患病率将达到49.8%（约47.9亿人），高度近视患病率将由目前的4.0%上升为9.8%。作为近视大国，我国近视发病率急剧上升，高度近视的患病率约为11.3%。高度近视人群患白内障的概率是普通正视人群的3倍左右，且具有发病年龄早、进展迅速的特点。在我们的门诊中，约有1/4的白内障患者是由高度近视引起的白内障。

一、高度近视并发性白内障的发病机制

高度近视患者在40~50岁就会发生白内障，更有甚者在30岁左右晶状体的透明度就开始下降。晶状体混浊加重后会严重影响高度近视患者的视觉质量。目前认为发病机制主要和高度近视患者眼内存在多种炎症因子相关。高度近视患者眼轴增长，玻璃体更易液化，玻璃体腔的炎症因子和视网膜血管的高氧更容易扩散到晶状体周围，导致高度近视患者的晶状体比正常人的晶状体更易受到氧化应激反应，加速晶状体在短期内的氧化反应和蛋白变性。因此，高度近视患者比正常患者会提前10~20年发生白内障。高度近视并发性白内障主要以核性和后囊性混浊为主，其中核性白内障的早期症状常

表现为短期内近视度数的快速加深,后期通过验光配镜也无法提高戴镜视力,甚至近视的度数会超过配镜的范围,高达2000~3000度。这主要是白内障患者的晶状体核越来越致密,厚度逐渐增加,导致晶状体的屈光力增强,进而出现晶状体源性近视。而高度近视患者由于眼轴长,玻璃体液化严重,晶状体核硬且大,晶状体悬韧带松弛等因素,白内障手术难度和风险都比普通老年性白内障大,所以一定要找有丰富手术经验的眼科医生做手术才更安全。

二、高度近视并发性白内障手术时机和方式的选择

现代白内障超声乳化吸除联合人工晶体植入术是治疗白内障的主要手术方式,且手术成熟、安全,而高度近视并发性白内障的手术适应证是不是也和普通白内障一样呢?过去的白内障手术是一种复明手术,但随着生活水平的提高,对视觉质量有了更高的要求。对于高度近视白内障患者,不仅要求看得见,还会想着手术后能不能脱掉戴了一辈子的眼镜。所以高度近视并发性白内障的手术时机区别于普通的老年性白内障,主要分以下几类。

(1)双眼高度近视白内障导致视力明显下降,且配镜无法提高,明显影响日常生活,应及时行双眼白内障手术。

(2)一眼中、重度白内障无法矫正,另一眼白内障程度较轻,且矫正视力尚可,也可只做单眼的白内障手术,保留一定的近视度数,避免双眼严重屈光参差导致的双眼不平衡。若患者年龄相对较大(>45岁)、预计后期对侧眼白内障也会加重的话,也可以为解决屈光参差做对侧眼的透明晶体置换手术。

(3)双眼超高度近视(近视度数>1000度),患者年龄>45岁,尽管白内障尚轻或透明晶状体,若患者有强烈脱镜意愿或想降低近视

度数,根据患者眼部条件,可以行晶状体摘除联合屈光性人工晶体植入。此类手术必须术前和患者强调双眼手术的必要性。

白内障超声乳化吸除联合人工晶体植入术以手术切口小、眼内组织损伤轻、手术安全性较高、术后散光小等优势,成为治疗高度近视并发性白内障的主要手术方式。但对于一些经济条件好的患者,可选用飞秒激光辅助的白内障超声乳化吸除术,因为该术式具有精准环形截囊、可预劈核,术中使用的超声能量更少,对角膜内皮损伤更轻的优点。它已成为高度近视硬核白内障、晶状体悬韧带松弛或脱位、功能性人工晶体植入患者的优选手术方式。

三、高度近视并发性白内障的术前检查和人工晶体的选择

1. 术前检查

高度近视白内障手术的常规术前检查与老年性白内障基本相同。但由于高度近视患者眼轴长,眼底可能合并其他眼病,相对于普通白内障术前检查要更全面。如术前应对患者进行散瞳检查,一是了解白内障的混浊程度及晶状体悬韧带是否松弛;二是为了排除高度近视周边视网膜病变,如视网膜周边格样变性或裂孔等病变。散瞳下超广角眼底照相技术能更清晰地检查周边视网膜是否存在变性和裂孔。用光学相干断层扫描(OCT)技术观察视网膜各层组织,尤其黄斑区的结构和形态,排除黄斑出血、黄斑劈裂、黄斑前膜等黄斑疾病;光学相干断层扫描血管成像术(optical coherence tomography angiography,OCTA)观察眼底视网膜,脉络膜血管形态和密度,排除高度近视眼底的脉络膜新生血管。白内障混浊严重无法窥清眼底者,应行眼部 B 超检查,了解眼后节情况,必要时行视觉电生理、视网膜电位等检查,评估术后视力恢复程度。若白内障术前发现存在周

边视网膜变性区或裂孔,应先行视网膜光凝术,待3周后光凝斑稳定再行白内障手术。高度近视患者多合并后巩膜葡萄肿,传统接触式A超测量易受后巩膜葡萄肿的形态和黄斑病变的影响,造成眼轴长度测量出现较大误差。眼球的光学生物测量可以提升高度近视白内障患者眼轴和角膜曲率测量的精准性。

2. 人工晶体的选择及术后屈光状态设计

高度近视白内障手术前医生会和患者进行充分沟通,了解患者对术后屈光状态的期望,了解患者的职业、工作要求、生活习惯,评估术后眼镜的依赖程度,结合对侧眼白内障程度与双眼手术可能间隔的时间,以设计个体化手术方案。若植入单焦点人工晶体,要根据患者术前近视度数和生活需求,适当保留相应的近视度数。如患者术前眼轴 > 30 mm 或者看近需求高,术后建议保留 300~400 度近视;若眼轴在 26~28 mm,如果患者对看近要求不是特别高,可保留 150~250 度。若植入屈光性人工晶体,应符合我国屈光性人工晶体植入的相关专家共识。

3. 高度近视并发性白内障的术后风险管理

高度近视并发性白内障术后随访尤为重要。由于高度近视眼球的特点,术后容易发生视网膜脱离、人工晶体位置异常、后发性白内障、激素性高眼压等问题。若早期发现,及时治疗,可减少对患者的伤害。

(1)激素性高眼压:高度近视并发性白内障的围术期用药(糖皮质激素),可能会诱发激素性高眼压。白内障术后应密切监测眼压,一旦发现眼压升高,应及时停用激素,改用非甾体类抗炎药物,联合应用降眼压滴眼液控制眼压。

(2)孔源性视网膜脱离:这是高度近视白内障摘除手术后导致视力下降的严重并发症之一,发生率为0%~6%,多见于中老年人,男性患者较多。主要危险因素包括长眼轴、对侧眼有视网膜脱离病史、眼外伤史、术中晶状体后囊膜破裂、术后行晶状体后囊膜激光切开等。高度近视是孔源性视网膜脱离的独立危险因素,白内障摘除术后孔源性视网膜脱离的危险性主要与眼轴的长度和时间延长成正比,术后一定要长期随访。高度近视白内障手术后要严格遵守术后1周、1个月、3个月、半年的复查,复查项目包括眼压、视力、验光、散瞳超广角眼底照相或前置镜检查。对于突然出现飞蚊症、闪光感等症状,也要及时做眼底检查,以免后患。

（3）人工晶体脱位:是一种高度近视白内障术后的严重危害性并发症,但较少见。有文献报道,白内障术后人工晶体脱位的5年、10年、15年、20年、25年累积发病风险分别是0.1%、0.1%、0.2%、0.7%及1.7%。也就是说,随着时间的推移,人工晶体脱位的发生率会有所增加。高度近视白内障术后发生人工晶体脱位与高度近视渐进性的悬韧带功能不全、人工晶体植入术后囊袋收缩有关。术中和术后的一些预防措施如提高白内障手术技巧,术中保持晶状体悬韧带的完整性,前后囊抛光,术中使用囊袋张力环,术后发现有前囊皱缩,及时行钇铝石榴石（YAG）激光前囊切开松解,均可以有效减少人工晶体脱位的发生率。

角膜屈光术后并发性白内障的处理

一、什么是角膜屈光手术

角膜屈光手术是指通过角膜手术来矫正近视、远视、散光等屈光不正的手术方法。至今全球已开展超过4000万例角膜屈光手术，每年近300万例。我国的角膜屈光手术已开展30余年，近视矫正方法包括放射状角膜切开（RK），全激光（SMART）、准分子激光（LASEK），半飞秒（FS-LASIK）、全飞秒（SMILE）手术等。

（1）放射状角膜切开（RK手术）诞生于20世纪70年代，于20世纪80年代引进到我国。主要采用钻石刀制作放射状切口，由于放射状切口削弱了角膜的机械强度，导致屈光力降低从而治疗屈光不正。由于RK术后角膜生物力学强度降低，患者有出现渐进性远视的风险。此外，角膜瘢痕可引起眩光和光晕，轻微创伤也可能导致眼球破裂等并发症，该术式已被淘汰。

（2）全激光（SMART手术）又称Trans PRK（T-PRK），使用激光去除角膜上皮组织，暴露出下方角膜基质层，然后使用准分子激光在基质层表面磨削，改变角膜曲率。去除的角膜上皮组织在数天内即可自然再生愈合。由于没有制作角膜瓣，角膜的完整性得以保留，适合角膜较薄的患者选择，更加安全，也很适合经常进行剧烈运动的患者。但术后角膜恢复时间长，刚做完手术的视力较差，且有发生角膜上皮下雾状混浊（Haze）的风险，因此必须要注意长期多次的随访。

（3）准分子激光（LASEK 手术）使用准分子激光进行原位磨镶术来改变角膜的屈光度从而达到矫正近视、散光的目的。该术式为近视度数高且角膜相对较薄的患者解决了角膜厚度不够切削的问题，同时提高了此类患者的手术安全性。与 SMART 手术类似，该手术不破坏角膜的完整性，适合经常进行激烈运动的人群。但也存在恢复时间长、术后可能出现角膜上皮下雾状混浊等缺点。

（4）半飞秒（FS-LASIK 手术）使用飞秒激光对角膜浅表层进行一次切削，制作一个可以掀起的角膜瓣，再用准分子激光在基质层表面进行磨削，改变角膜曲率。该术式在术中可以结合虹膜定位、眼球旋转调整及波前像差引导，对于散光轴向的控制更为准确，而且还可以矫正本身存在的高阶像差，大多数患者术后能较快恢复至预期视力。该手术的风险在于，角膜瓣万一受外伤，可能引起角膜瓣移位，而且制作角膜瓣会损伤较多角膜感觉神经，术后干眼症明显。

（5）全飞秒（SMILE）手术使用飞秒激光在角膜基质层分割出一个透镜组织，再通过角膜表面的 2~4 mm 切口将此透镜样组织取出，从而改变角膜曲率。与半飞秒手术不同，全飞秒手术不制作角膜瓣，术后视力恢复较快，术后干眼的情况也轻于半飞秒手术。然而，由于术中无法进行虹膜定位，对于散光轴向的控制较弱，因此更适合散光较低的患者。

随着角膜屈光术后患者年龄的不断增长，加之很多患者还是中高度近视，高度近视并发性白内障发生年龄也相应提前，后续还需要行白内障手术，对眼科医生也提出了新的挑战。我们在临床工作中，也不可避免地会碰到这类患者。对待这类患者，要比普通白内障患者花费更多的精力去做更细致的术前规划,才能让他们得到一个相对满意的效果。

二、角膜屈光术后白内障患者的围术期特殊检查

对于角膜屈光术后患者,医生会更关注患者屈光手术带来的角膜形态改变及患者术前的眼部综合情况。比如 RK 患者角膜周边的放射状瘢痕;LASIK、LASEK 或 PRK 患者早期手术的不规则或偏心切削,由于术后患者的角膜形态变化明显,一定要进行角膜地形图 Pentacam 等检查,分析患者的角膜形态特征。而对屈光术前是高度近视的患者,还应着重检查是否存在周边视网膜裂孔或变性,高度近视黄斑疾病等。

角膜屈光手术后白内障患者人工晶体度数计算时的误差主要来源于角膜曲率(K 值)的估测误差、有效晶状体位置(ELP)的错误预测及人工晶体公式的误差。角膜曲率的误差来源于准分子激光切削改变了角膜前表面曲率,改变角膜的有效折射率,导致角膜屈光力被高估或低估,从而影响白内障术后的屈光预测。ELP 的误差则来源于大多数人工晶体计算公式通过角膜屈光力来预测术后 ELP。这种情况下,角膜屈光力的微小偏差可能导致人工晶体度数的显著偏差。为了更加精确地计算这些患者的人工晶体度数,针对屈光术后的人工晶体度数计算易产生误差的问题,可以采用不同的修正方法。如果具备屈光手术前的数据,临床上最常用的计算方法包括临床病史法,但是大部分患者会遗失相关资料,更为重要的是随着时间推移,部分患者会出现角膜形态的改变,角膜屈光力、验光度数也都可能发生改变,依据原有的临床资料并不可靠,这种方法也逐渐被淘汰。随着越来越多的临床资料分析总结、角膜屈光力测量设备的更新,对于

缺乏历史数据的角膜屈光术后患者,现在最常用的是 Barrett True-K 公式,结合角膜后表面曲率等参数后,将大大提高患者人工晶体度数的预测精度。

三、做过"脱镜手术"患者在白内障术后还能继续脱镜吗

随着年龄增加做过角膜屈光手术的患者,后期视力下降的原因可能是眼底病或白内障。如果是眼底问题(如黄斑出血、黄斑劈裂,黄斑前膜或黄斑裂孔等)就相对复杂,要有针对性的治疗,即使做了玻璃体视网膜手术也很难恢复到最佳视力。而如果是白内障原因引起的视力下降则可以挽回,但能不能完全脱镜还要看患者的角膜形态。角膜屈光手术后患者角膜形态发生改变,角膜散光、高阶像差和球差等都发生改变。如果角膜形态符合屈光性人工晶体植入的指征,白内障术后可以获得脱镜状态下的全程视力。但如果条件不符合,只能选择单焦点人工晶体,根据患者平时的用眼习惯,适当保留一定的近视(200~400度)。术后想要获得最佳远视力,还是需要佩戴近视眼镜。

四、角膜屈光术后患者的白内障手术前沟通至关重要

由于角膜屈光手术后角膜形态和屈光状态均发生改变,导致白内障术后视力预测性较差,尤其给屈光性白内障手术带来挑战。因此角膜屈光术后患者的白内障术前沟通至关重要。

角膜屈光术后角膜曲率的改变,导致人工晶体度数计算涉及的生物学参数发生变化。尽管目前多种角膜屈光术后的人工晶体计算公式的准确性相较于过去有很大提高,但如果是植入屈光性人工晶体,即使目标屈光度的误差只有50~75度,也会明显影响患者白内障

术后的视觉效果。术前,医生应和患者强调术后屈光误差发生的可能性。

角膜屈光术后患者角膜散光、高阶像差和球差都发生了改变,植入屈光性人工晶体,术后更容易出现眩光、光晕、星芒等光学干扰现象,影响患者的夜间驾驶能力。角膜屈光术后并发性白内障患者术前一般为近视状态,患者术前看近能力很好,术后看近可能略差于术前。要弥补这个不足,需要佩戴老花镜。

五、角膜屈光术后患者屈光性白内障手术的设计

随着接受过屈光手术患者的年龄增长,他们后续还需要进行白内障手术。这些患者对自己的术后视力有很高的要求,往往还有强烈的脱镜意愿。因此,对于这类患者除了良好的术前医患沟通,更加个性化的手术方案设计更为重要。

接受RK手术(角膜放射状切开近视矫正术)的患者角膜形态多样化,角膜力学不稳定,存在晨起远视,夜间近视漂移的问题。有些患者还存在严重的角膜顶点偏中心,给人工晶体度数计算带来了更大的困难。RK术后的白内障手术较近视激光手术患者更容易出现术后屈光误差,因此在选择人工晶体度数时医生通常会为患者多预留一些近视度数,以抵消术后由于远视漂移导致的屈光误差。建议尽量使用单焦点人工晶体,避免由于功能性人工晶体植入术后的屈光误差导致远近离焦,影响患者术后视觉质量。在手术过程中,选择巩膜隧道切口,降低手术切口导致的哆开风险,避免术后角膜形态改变,屈光度不稳定。

接受激光角膜屈光手术的患者,脱镜要求更高,大都希望能够选择多焦点或连续视程型人工晶体以同时满足远、近视觉需求。角膜

屈光术前近视度数越高,术后的角膜形态越不规则,可能产生的不规则散光就越高,白内障术后屈光误差发生率越高。所以不是所有角膜屈光术后患者的角膜形态都适合植入功能性人工晶体,临床医生术前会根据角膜地形图 Pentacam 等的图像观察角膜中央 1~5 mm 区域的角膜曲率分布的规则度,并结合角膜散光和像差的情况进行综合判断。同 RK 手术类似,激光角膜屈光手术后的白内障手术也会出现屈光误差,根据实际情况个性化选择人工晶体度数至关重要。

近年来白内障手术医生致力于探索对角膜屈光术后的白内障患者植入功能性人工晶体(多焦点和 EDOF 人工晶体)的有效性和安全性。尽管目前已逐渐开展波前像差引导的角膜屈光手术,但手术引起的角膜高阶像差依旧无法完全消除。因此,并非所有角膜屈光术后的白内障患者都能植入功能性人工晶体。尤其是长期需要夜间或暗室下工作的人群如职业驾驶员、飞行员等,不建议植入功能性人工晶体。对于这类患者植入功能性人工晶体是一场艰难的战役,需要如履薄冰的谨慎和细致,更要与患者的充分沟通,对手术效果有充分的认识。只有综合考量,全面规划,细节之处力求完美,才能尽善尽美,为患者打造理想的屈光状态与视觉效果。

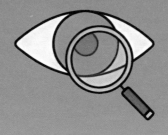

第七章

白内障预防的生活调适

　　看到这里,相信大家已经成为白内障的半个"专家"了。这一章将带大家了解白内障的预防,看看日常生活中应吃什么、怎么做才可以更好地保护眼睛。

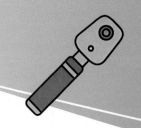

饮食与白内障

　　我国古代有一个成语——"民以食为天"。其实,饮食和白内障之间也有着密切的联系。生活中应平衡饮食结构,补充适量的蛋白质和维生素A、B族维生素、维生素C。维生素缺乏会引起各种眼部的疾病,如角膜病变、白内障、夜盲症等。

　　维生素C能减轻光线对晶状体的氧化作用,增加眼内微血管的韧性、修护细胞;而B族维生素是参与包括视神经在内的神经细胞代谢的重要物质。大部分水果和蔬菜中都富含维生素C。补充维生素C的代表食物有西红柿、柿子、柠檬、青椒、猕猴桃、山楂、枸杞。

　　维生素A可预防夜盲症,能增加视紫质合成与再生,提高视网膜的环境适应能力。维生素A充足,可增加眼角膜的光泽度,使眼睛明亮有神;维生素A不足会引起眼睛适应能力下降,以及角膜角化、视力障碍、夜盲症等眼部疾病。补充维生素A的代表食物有动物肝脏、鱼肝油、蛋黄、胡萝卜、辣椒、柑橘、红枣、南瓜等。

　　叶黄素和玉米黄素可阻挡有害光,在类胡萝卜素家族里,只有玉米黄素和叶黄素存在于视网膜中,而且二者存量相当,它们能够帮助阻挡伤害眼睛的蓝光,保持视觉灵敏和清晰。叶黄素是人眼视网膜黄斑区域的主要色素,若缺乏这种元素,眼睛就会失明。补充叶黄素和玉米黄素的代表食物有玉米、菠菜、韭菜、小白菜、芹菜叶、香菜、南瓜、桃子等。

花青素是一种抗氧化剂,可促进眼睛中视紫质的生长,加强微血管的循环。补充花青素的代表食物有樱桃、蓝莓、紫米、茄子、杨桃、红豆、火龙果等。

钙磷可增强巩膜坚韧度,钙与眼球构成有关,而近视与巩膜坚韧度有关。补充钙磷的代表食物有奶制品、豆制品、贝类、虾皮、坚果类、海藻类、深绿色蔬菜等。

二十二碳烯酸(DHA)能让视力更清晰,眼球中的视网膜和视神经含有丰富的DHA。DHA也是脑部神经元的重要组成成分。然而,人体无法自行合成这种脂肪酸。补充DHA的代表食物有深海鱼(如鲑鱼、三文鱼)、亚麻籽、紫苏籽或藻类。

锌可预防黄斑病变,有研究发现,锌的缺乏与黄斑部病变有密切的关系,如果没有足够的锌,会导致视力下降,弱光下视物不清。补充锌的代表食物有贝类和软体类海鲜、瘦肉、黑芝麻等。

维生素E可延缓眼睛衰老,其具有很强的抗氧化性,能减少眼球中的自由基(强氧化剂),延缓眼球老化。补充维生素E的代表食物有杏仁、葵花籽等。

可见,均衡饮食,多吃水果、蔬菜也有利于预防白内障。

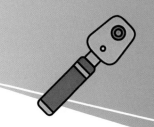

眼部保健措施

一、日常防护

戴太阳镜好处多。注意防晒，避免强光、紫外线伤害眼睛。强光特别是太阳光中的紫外线会损害晶状体，照射时间越长，患白内障可能性越大。可使用遮阳帽、遮阳伞、墨镜等遮蔽紫外线。夏季中午紫外线最强烈时最好不要出门，若外出尽量戴有防紫外线功能的太阳镜。

二、注意用眼

养成良好的用眼习惯，劳逸结合很重要。适度用眼、预防近视及高度近视。近视是白内障发生的重要危险因素，尤其是高度近视。成年人应适度控制近距离用眼，尤其是电子产品的使用，因为电子屏幕发出的蓝光会损伤晶状体，甚至是眼底黄斑。良好的生活习惯也很重要，应多运动，控制饮食，避免肥胖、糖尿病的发生。因为肥胖和糖尿病也是白内障发生的重要危险因素。全身基础疾病少，眼睛也会更健康。而烟酒会影响老年人的心肺功能，影响眼部的血供情况，增加白内障的发病概率。

三、定期检查

体检很重要,可及时发现眼科疾患。这是预防和及时发现白内障的重要举措。定期体检主要是查看眼底是否有病变,晶状体是否变混浊等。人眼的晶状体主要成分是水和蛋白质。正常的晶状体是无色透明的,如果一旦发生病变,晶状体里面的蛋白质就会变性。因为白内障不同于其他眼病,它并没有明显的表面异常,也没有强烈的眼痛,往往是在不知不觉中缓慢发展的。一般地说,当有视物不清、视物有雾霾感、视物重影或复视等症状时应及时到医院检查。如果是高度近视、长期服用激素药物、经常受紫外线照射等的高危人群,更应提高防范意识,定期到院检查。

四、控制血糖

保护好晶状体和视网膜。严格控制碳水化合物如糖、甘蔗、水果、土豆、芋头、甘薯、藕、淀粉等的摄入量。确保代谢稳定,有利于延缓或阻止白内障的进展,糖尿病患者应严格控制每天血糖水平,不仅要避免血糖过高,也要防止低血糖和血糖的大幅度波动。大多数患者的血糖控制目标是糖化血红蛋白 < 7.0%,空腹血糖 4.4~7.0 mmol/L,非空腹血糖 < 10 mmol/L。由于糖尿病视网膜病变晚期严重损害视力,可能导致不可逆性失明,所以建议糖尿病患者每 3 个月到综合医院内分泌科检查血糖和糖化血红蛋白,根据病情调整血糖用药;每 3 个月复查眼底,散瞳检查眼底 OCT 和眼底照相,必要时行全视网膜光凝、玻璃体腔抗 VEGF 注射治疗,甚至手术干预治疗。

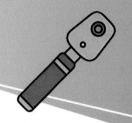

对高风险人群的建议

一、糖尿病患者及吸烟、饮酒等人群

尽量避免诱发因素，防止加快白内障的发展。饮食要做到营养均衡，多摄入富含蛋白质和维生素的食物，从而有利于延缓白内障的发展。

二、老年人群

白内障属于人体自然衰老现象，随着年龄的增长，老年人机体各方面的功能开始减弱，晶状体功能也相对减弱，加之新陈代谢等因素的影响，发生白内障的机会相对增加。因此，要保持良好的生活习惯，多运动，均衡饮食，多吃水果、蔬菜较有利于预防白内障。建议50岁以上的人群及有白内障家族聚集倾向的人群每半年行1次眼科检查。

三、过度使用电脑及电子产品的人群

年轻人中的电脑族也是白内障的高发人群，用眼过度易导致视觉疲劳,长期佩戴隐形眼镜用电脑者,需在休息时间取下隐形眼镜,让眼球有充分的时间排出废物,否则日积月累,很容易诱发白内障。

四、从事高危工作的人群

易发生外伤性白内障,尤其在切割、砸石头、敲钉子等作业时一不小心就会发生眼球穿通伤或破裂伤,造成晶状体混浊迅速发展。因外伤性白内障的严重致盲性,高危作业时的防范刻不容缓。

五、长期在户外活动的人群

户外活动时应戴墨镜,减少紫外线的照射,长期暴露在阳光下,受到紫外线照射,会影响晶状体的氧化还原过程,从而诱发白内障,建议随身携带墨镜。

六、孕妇等特殊人群

孕妇发现病毒感染时应及早治疗,预防胎儿先天性白内障。

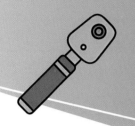

患者支持和健康须知

一、改变生活方式

患者视力下降影响日常活动时,可以将家中公共场所的家具转移到不容易磕碰的地方;读书看报可以佩戴老花镜或者借助放大镜,或者把读书换成听书,晴天在户外活动时佩戴太阳镜等。

二、定期眼部检查

建议每年至少进行1次全面的眼部检查,包括视力检查、眼压检查、眼前节和眼底检查,以及医生通过裂隙灯评估晶状体的混浊程度等。只有通过及时的检查,才能及早发现白内障,以便采取相应的治疗措施。

三、注意眼部健康

首先,要避免长时间看手机、电脑或其他电子屏幕,长期用眼过度会增加眼睛的压力,对晶状体造成损伤。其次,应该注意光线的使用和防护,避免暴露在强烈的阳光下,同时在户外活动时佩戴适合的太阳镜来减少紫外线的伤害。最后,合理安排工作和休息时间,避免长时间的用眼疲劳。

四、饮食调理

食物中的营养物质对于预防和缓解白内障的发展具有重要作用。增加摄入富含维生素C、维生素E及叶黄素的食物,如柑橘类水果、深色蔬菜(如菠菜、胡萝卜、番茄等)和坚果类食物,有助于减缓白内障的发展。此外,适量地摄入富含抗氧化剂的食物,如绿茶和葡萄籽提取物,也可以提供额外的保护。

五、加强运动锻炼

适当进行运动锻炼能够帮助增强身体抵抗力,且有助于改善晶状体代谢,对改善白内障有一定帮助。

六、加强心理调节

多与患者沟通,针对性进行心理疏导,消除焦虑、恐惧,帮助患者改善不良情绪,建立良好的心态,正确面对疾病。可以建议患者先试着接纳自己的不良情绪,通过向家人、朋友、医生诉说,或者听音乐、打太极拳等放松训练方式进行排解。还可以引导患者寻求专业的心理帮助,比如找专业的心理咨询师寻求帮助,学习应对心理压力的技巧。患者积极乐观的心态有利于手术治疗,同时也是促进术后恢复,减少术后并发症的重要保证。

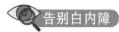

七、手术治疗

如果患者白内障症状比较严重,已经影响到正常工作和生活,需要及时到眼科医院进行手术治疗,比如白内障超声乳化吸除联合人工晶体植入术等。

八、加强术前宣教

术前进行健康知识宣教,告知术前、术中及术后相关注意事项。与患者及其家属间建立良好的沟通。可通过发放健康手册、介绍病例等多种不同方式,用通俗易懂的语言或常见的物品形容举例,耐心讲解发病原因、手术过程及手术安全性,说明术后可能出现的症状及相应处理措施,进一步提高患者对疾病及治疗手段的认识,进而消除患者不良情绪。

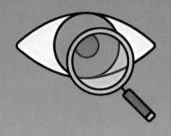

第八章

案例分享

随着医学技术的飞速发展和人们生活方式的改变,白内障手术已不再是单纯追求复明,而是最大化地提高患者的术后视觉质量,不仅要看得清,更要看得好、看得舒服。白内障手术已经从复明手术时代进入了屈光手术时代。

当然,要实现"看得清""看得好""看得舒服"不是那么简单的。患者不仅要经过一系列详细的术前检查,更要与医生进行充分、细致的沟通。医生会根据患者眼部的具体情况、生活习惯及用眼需求推荐最合适的人工晶体,精准规划手术方式,实现患者术后视力及视觉质量最优的目的。

本章将分享一些典型的屈光性人工晶体植入病例,大家可以做个参考,看看自己或周围的人有没有与这些病例相似的。

病例1:高度近视并发性白内障

李女士,48岁,双眼高度近视,右眼1600度近视,左眼1500度近视。读书时双眼矫正视力均可以达到1.0。近3年来视物越来越模糊,对日常生活造成极大不便,于是来医院就诊。经过一系列详细的检查发现,她的双眼均有白内障(表8-1)。

表8-1　李女士术前验光情况

眼别	术前验光	术前矫正视力
OD(右眼)	−16.00DS/−1.75X80	0.5
OS(左眼)	−15.00DS/−1.00X45	0.4

经过与李女士详细的术前交流得知,她是一名在职教师,平时要看手机、看电脑,喜欢旅游、运动,而且还有白天开车的需求。戴了那么多年的眼镜,她最大的心愿就是手术后可以不戴眼镜也能满足日常的用眼需求(图8-1)。

白内障术前医患沟通问卷

尊敬的患者，为了更好地让医生了解您的用眼习惯及您对视觉质量的要求，请填写以下问题(在以下选项中√)。医生会根据您的眼部条件，用眼习惯等情况，推荐适合您的手术方式及人工晶体选择。

1.请填写您的年龄： *48岁*
2. 您的医保类型： 上海医保（　　） 外地医保（ ✓ ）
3.目前/退休前工作(对应职业画圈○)：○教师、律师、医生、财务、建筑设计师、司机、公务员、工人、农民、电脑工作者(公司职员)、其他＿＿＿＿＿
4. 您的兴趣爱好/用眼需求(可画圈○多选)：读书读报纸、○写作、做针线活、○看手机、烹饪、炒股、打麻将、摄影、○看电脑、看电视、打游戏、○旅游、开车、○运动、其他＿＿＿＿
5.日常生活中接受戴眼镜吗(戴老花眼镜/近视眼镜) 不想戴眼镜（ ✓ ）　　　　　　　可以接受戴老花/近视眼镜（　　　）
6.生活中有驾驶需求吗 只有白天需要开车（ ✓ ）白天和晚上都需要开车（　　　）不开车（　　　）
7. 手术后您最希望获得的视力是(可多项选择) 近距离 (指读书、看手机、看药瓶说明书、写作、穿针引线等在40 cm左右的距离)（ ✓ ） 中距离 (指炒菜、打麻将、看电脑、剪脚趾甲等在60~80 cm的距离)（ ✓ ） 远距离 (指看电视、外出、旅游等1 m以外的距离)（ ✓ ）
8.白内障摘除后，需要植入人工晶体，您对植入的人工晶体视觉质量的要求 所有功能性人工晶体看近距离都有一定要求（33~40 cm） 期望有高质量的视觉质量 (术后无需配镜) 人工晶体价格(2万元左右/眼)（ ✓ ） 满足日常生活用眼需求 (术后基本无需配镜) 人工晶体价格(5000~12000元/眼)（　　） 提升视力(但看近/看远其中一方需戴眼镜辅助) 人工晶体价格(650~5200元/眼)（　　）
9.白内障摘除的手术方式的选择 飞秒辅助超声乳化手术方式 (适用人群：高难度白内障手术，做过青光眼、视网膜及其他眼内手术，植入多焦点/三焦点人工晶体合并轻度散光的患者，硬核白内障，先天性或外伤性晶状体半脱位，独眼，角膜内皮差，高度近视，对手术有恐惧心理的患者，对视觉质量有高要求的患者) 需要自费8000元（　　） 普通超声乳化手术方式 (无特殊情况的大多数患者)（ ✓ ）

图8-1 李女士白内障术前医患沟通问卷

　　经过与李女士的充分沟通,结合术前用眼评估和眼部检查情况,考虑到她的年龄和用眼需求,医生建议她选择三焦点人工晶体(图8-2)。这种人工晶体可以满足患者看远(旅游、开车)、看中(运动)、看近(看手机和电脑)的需求,无论是近处的书本到眼前的电脑屏幕,再到窗外的风景,都能一览无余。术后能得到良好的视觉质量。

　　随后,我们为李女士制订了手术方案:白内障超声乳化吸除联合三焦点人工晶体植入术,并把术前的注意事项一一告知她,让她安心等待手术日。

　　手术的那一天,李女士走进手术室,她有一些紧张,医生安慰她:"别太紧张,手术很快就结束了,而且没什么痛感。"手术很顺利,术后1周复查,李女士的右眼远、中、近视力达到了1.2、1.0、1.0,是很理想的结果。不久后,我们为她的左眼也植入了同款人工晶体,术后远、中、近视力达到了1.2、1.0、0.8。

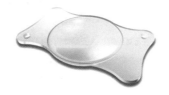

图8-2　李女士植入的三焦点人工晶体AT LISA tri 839MP

　　一次手术同时解决了李女士的白内障和高度近视两个问题,让她摆脱了"酒瓶底"眼镜与视物不清的困扰,视觉质量和生活质量均得到提高。如今,李女士不仅可以重新投入到她深爱的教育事业中,也可以毫无障碍地欣赏生活中的每一个美好瞬间。

与传统的白内障手术相比,屈光性白内障手术更注重利用手术的每个环节达到最好的屈光效果。因此,术前详细检查、严谨评估与充分沟通是缺一不可的,我们会根据每个患者眼部情况、个人需求,还有经济条件的不同,来推荐人工晶体及规划手术方式,让患者不仅"看得清",更要"看得好""看得舒服"!

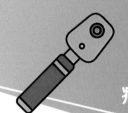

病例2：白内障合并散光

梁先生，49岁，是一名公司管理者。一个寻常的晚上，他结束了一场商务应酬后驾车回家。一路上，他注意到路灯和车尾灯不断在他眼前闪现着光晕，谨慎的他不得不减速驾驶。第二天到公司后，他发现电脑屏幕上的字迹也是模糊不清的，梁先生非常困惑。情况持续了1周左右，因为视物模糊，工作和生活都明显感觉不便，就连戴着眼镜看手机都要费力地凑近看。梁先生意识到了问题的严重性，决定来医院寻求帮助。

医生为他安排了一系列专业的检查，检查后发现他左眼晶状体前囊下混浊，左眼裸眼视力0.25，右眼裸眼视力0.3。梁先生被确诊为"左眼白内障合并散光"。鉴于梁先生左眼白内障明显，严重影响视力，合并1.3D的角膜散光，且对侧眼是一个远视状态。我们为梁先生制订了个性化的手术方案：左眼采用白内障超声乳化吸除联合人工晶体植入术。结合术前沟通，梁先生常需要夜间开车，日常高频使用电脑和手机（图8-3），医生为他选择了一款光学干扰现象少的景深延长型散光矫正人工晶体（图8-4），这样术后不用戴镜也能拥有良好的远、中、近全程连续动态的视力。

白内障术前医患沟通问卷

尊敬的患者，为了更好地让医生了解您的用眼习惯及您对视觉质量的要求，**请填写以下问题(在以下选项中√)**。医生会根据您的眼部条件，用眼习惯等情况，推荐适合您的手术方式及人工晶体选择。

1.请填写您的年龄:	49岁
2. 您的医保类型: 上海医保 (　　) 　　外地医保 (　√　)	
3.目前/退休前工作(对应职业画圈○):教师、律师、医生、财务、建筑设计师、司机、公务员、工人、农民、电脑工作者(公司职员)、其他 公司管理者	
4. 您的兴趣爱好/用眼需求 (可画圈○多选):读书读报纸、写作、做手工线活、看手机、烹饪、炒股、打麻将、摄影、看电脑、看电视、打游戏、旅游、开车、运动、其他_____	
5.日常生活中接受戴眼镜吗(戴老花眼镜/近视眼镜) 不想戴眼镜 (　　) 　　可以接受戴老花/近视眼镜 (　√　)	
6.生活中有驾驶需求吗 只有白天需要开车 (　　) 白天和晚上都需要开车 (　√　) 不开车 (　　)	
7. 手术后您最希望获得的视力是(可多项选择) 近距离 (指读书、看手机、看药瓶说明书、写作、穿针引线等在40 cm左右的距离) (　√　) 中距离 (指炒菜、打麻将、看电脑、剪脚趾甲等在60~80 cm的距离) (　√　) 远距离 (指看电视、外出、旅游等1 m以外的距离) (　√　)	
8.白内障摘除后，需要植入人工晶体，您对植入的人工晶体视觉质量的要求 所有功能性人工晶体看近距离都有一定要求 (33~40 cm) 期望有高质量的视觉质量 (术后无需配镜)人工晶体价格(2万元左右/眼) (　　) 满足日常生活用眼需求 (术后基本无需配镜)人工晶体价格(5000~12000元/眼) (　√　) 提升视力(但看近/看远其中一方需戴眼镜辅助)人工晶体价格(650~5200元/眼) (　　)	
9.白内障摘除的手术方式的选择 飞秒辅助超声乳化手术方式 (适用人群: 高难度白内障手术, 做过青光眼、视网膜及其他眼内手术, 植入多焦点/三焦点人工晶体合并轻度散光的患者, 硬核白内障, 先天性或外伤性晶状体半脱位, 独眼, 角膜内皮差, 高度近视, 对手术有恐惧心理的患者, 对视觉质量有高要求的患者) 需要自费8000元 (　　) 普通超声乳化手术方式 (无特殊情况的大多数患者) (　√　)	

图8-3　梁先生白内障术前医患沟通问卷

手术过程很顺利,第二天当纱布被取下的一刹那,梁先生感慨道:"哇,没有术后恢复的不适感,感觉眼睛蛮轻松的,看东西很清晰。"随后,梁先生做了视力检测,左眼远、中、近视力恢复到了1.2、1.0、0.8。

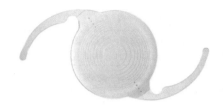

图8-4 梁先生植入的景深延长散光矫正型人工晶体ZXT

梁先生很快又恢复了忙碌的生活,和术前不同的是,他的鼻梁上不用再架着一副眼镜,可以清晰地看到眼前的世界:屏幕上的小字,落地窗外的城市天际线,夜幕下的车灯、街灯……

在白内障患者中,一般高于75度的角膜散光才考虑予以矫正。低于50度的散光多属于生理性散光,对视力影响不大,一般无需矫正。对于梁先生这样左眼有1.3D角膜散光的白内障患者来说,散光矫正型人工晶体可谓是"福音"。它是针对角膜散光的白内障患者设计的,在治疗白内障的同时可以矫正散光。但不是所有的角膜散光都可以通过植入这种人工晶体来矫正,必须是规则的角膜散光,它的矫正功能才能得以发挥。在白内障手术中植入散光矫正型人工晶体,一次手术同时解决白内障+散光,可谓是"一箭双雕"。

病例3：白内障患者需要夜间驾驶

张先生，60岁，是一名网约车司机，双眼视物不清5年，诊断为"双眼老年性白内障"。术前双眼矫正视力，右眼0.4，左眼0.2（表8-2）。

表8-2　张先生术前验光情况

眼别	术前验光	术前矫正视力
OD（右眼）	+1.25DS/-1.75X85	0.4
OS（左眼）	+0.25DS/-0.50X95	0.2

经过与张先生详细的术前交流得知，他最大的诉求就是术后要保证不影响开车，尤其是夜间驾驶更需要比较好的视力。他平时还要看手机和电视，术后希望不要戴眼镜（图8-5）。

白内障术前医患沟通问卷

尊敬的患者，为了更好地让医生了解您的用眼习惯及您对视觉质量的要求，请填写以下问题(在以下选项中√)。医生会根据您的眼部条件、用眼习惯等情况，推荐适合您的手术方式及人工晶体选择。

1.请填写您的年龄：　　60岁
2. 您的医保类型： 上海医保（　　）　　外地医保（ √ ）
3.目前/退休前工作(对应职业画圈○):教师、律师、医生、财务、建筑设计师、⟨司机⟩、 公务员、工人、农民、电脑工作者(公司职员)、其他　网约车司机
4. 您的兴趣爱好/用眼需求(可画圈○ 多选):读书读报纸、写作、做针线活、⟨看手机⟩、烹饪、 炒股、打麻将、摄影、看电脑、⟨看电视⟩、打游戏、旅游、⟨开车⟩、运动、其他
5.日常生活中接受戴眼镜吗(戴老花眼镜/近视眼镜) 不想戴眼镜　　　　　可以接受⟨戴老花⟩/近视眼镜（ √ ）
6.生活中有驾驶需求吗 只有白天需要开车（　　）白天和晚上都需要开车（ √ ）不开车（　　）
7. 手术后您最希望获得的视力是(可多项选择) 近距离 (指读书、看手机、看药瓶说明书、写作、穿针引线等在40 cm左右的距离)　（　　） 中距离 (指炒菜、打麻将、看电脑、剪脚趾甲等在60~80 cm的距离)　（ √ ） 远距离 (指看电视、外出、旅游等1 m以外的距离)　（ √ ）
8.白内障摘除后，需要植入人工晶体，您对植入的人工晶体视觉质量的要求 所有功能性人工晶体看近距离都有一定要求（33~40 cm） 期望有高质量的视觉质量（术后无需配镜）人工晶体价格(2万元左右/眼)　（　　） 满足日常生活用眼需求（术后基本无需配镜）人工晶体价格(5000~12000元/眼)（ √ ） 提升视力(但看近/看远其中一方需戴眼镜辅助)人工晶体价格(650~5200元/眼)（　　）
9.白内障摘除的手术方式的选择 飞秒辅助超声乳化手术方式（适用人群：高难度白内障手术，做过青光眼、视网膜及其他眼内手术，植入多焦点/三焦点人工晶体合并轻度散光的患者，硬核白内障，先天性或外伤性晶状体半脱位，独眼，角膜内皮差，高度近视，对手术有恐惧心理的患者，对视觉质量有高要求的患者）需要自费8000元　（　　） 普通超声乳化手术方式（无特殊情况的大多数患者）　（ √ ）

图8-5　张先生白内障术前医患沟通问卷

　　经过与张先生的充分沟通,结合术前用眼评估和眼部检查情况,考虑到他的用眼需求,医生建议他选择无衍射环EDOF人工晶体ICB00艾无极(图8-6)。这种人工晶体非常适合需要在夜间驾驶的患者,有着良好的远、中视力,而且夜间无光学干扰现象。在手术方案设计时我们为患者适当保留了50度近视,可以满足他日常生活的近视力需求。最终,医生为张先生制订的手术方案是:白内障超声乳化吸除联合人工晶体植入术。

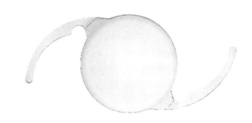

图8-6　张先生植入的无衍射环EDOF人工晶体ICB00

　　术后1周复查时,张先生的左眼远、中、近视力达到了1.2、1.0、0.63,中远视力很好,完全满足开车看远处和方向盘的诉求。晚上视物有一点点星芒,但不影响开车,近视力也符合预期效果,日常生活基本没问题。不久后,我们为他的右眼也植入了同款晶状体,术后两周复查,右眼远、中、近视力达到了1.0、1.0、1.0,近视力超过了预期,晚上开车没有光干扰现象。

　　张先生形容自己已经很久没有这么清晰地看过这个世界了,现在不仅白天看得特别清楚,在夜间驾驶时的视觉感受也非常好,再也不用担心晚上开车时的视力问题。

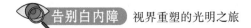

对于需要开车,尤其是夜间驾驶较多的患者,需要优先考虑提供良好的远、中视力,有高对比敏感度和最小光干扰的人工晶体。在屈光性白内障手术前,我们会与患者充分沟通,设计出最贴合患者用眼需求的手术方案,争取获得最佳的术后视觉质量。

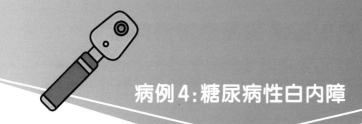

病例4：糖尿病性白内障

侯先生，58岁，既往有糖尿病史10年（2型糖尿病），高血压病史20年，术前右眼裸眼视力0.02，左眼裸眼视力0.3。近两年来右眼视力下降明显，来医院检查后诊断为"双眼糖尿病性白内障"。

在术前交流中得知，侯先生是一名电脑工作者，平时生活中主要看手机、电脑及电视，会烹饪、开车及运动，期望术后远、中视力好，看近能接受戴老花镜（图8-7）。

经过与侯先生的充分沟通，结合术前用眼评估和他的眼部检查情况，鉴于他患有糖尿病，且血糖控制不稳定，后期眼底可能出现糖尿病视网膜病变，医生建议他选择无衍射环EDOF人工晶体ICB00（图8-8），既能满足他的视力需求，后期也不会影响对糖尿病视网膜病变的治疗。最终我们为侯先生制订的手术方案是：白内障超声乳化吸除联合人工晶体植入术。

手术很顺利，术后1周复查，他的右眼远、中、近视力恢复到了0.6、1.0、0.8。侯先生非常激动，他表示：得糖尿病多年来，没有重视眼科的检查，缺乏这方面的意识。本来以为自己右眼的视力没救了，还好能做手术来挽救，对现在的视力很满意。

糖尿病性白内障是由于患有1型或者2型糖尿病导致体内血糖

白内障术前医患沟通问卷

尊敬的患者，为了更好地让医生了解您的用眼习惯及您对视觉质量的要求，请填写以下问题(在以下选项中√)。医生会根据您的眼部条件，用眼习惯等情况，推荐适合您的手术方式及人工晶体选择。

1.请填写您的年龄： 58岁
2. 您的医保类型： 上海医保 (　　) 外地医保 (✓)
3.目前/退休前工作(对应职业画圈○):教师、律师、医生、财务、建筑设计师、司机、公务员、工人、农民、电脑工作者(公司职员)、其他＿＿＿＿＿＿＿＿
4. 您的兴趣爱好/用眼需求 (可画圈○ 多选)：读书读报纸、写作、做针线活、看手机、高球、炒股、打麻将、摄影、看电脑、看电视、打游戏、旅游、开车、运动、其他＿＿＿＿＿＿
5.日常生活中接受戴眼镜吗(戴老花眼镜/近视眼镜) 不想戴眼镜 (　　) 可以接受戴老花/近视眼镜 (✓)
6.生活中有驾驶需求吗 只有白天需要开车 (　　) 白天和晚上都需要开车 (✓) 不开车 (　　)
7. 手术后您最希望获得的视力是(可多项选择) 近距离 (指读书、看手机、看药瓶说明书、写作、穿针引线等在40 cm左右的距离) (　　) 中距离 (指炒菜、打麻将、看电脑、剪脚趾甲等在60~80 cm的距离) (✓) 远距离 (指看电视、外出、旅游等1 m以外的距离) (✓)
8.白内障摘除后，需要植入人工晶体，您对植入的人工晶体视觉质量的要求 所有功能性人工晶体看近距离都有一定要求 (33~40 cm) 期望有高质量的视觉质量 (术后无需配镜) 人工晶体价格(2万元左右/眼) (　　) 满足日常生活用眼需求 (术后基本无需配镜) 人工晶体价格(5000~12000元/眼) (✓) 提升视力 (但看近/看远其中一方需戴眼镜辅助) 人工晶体价格(650~5200元/眼) (　　)
9.白内障摘除的手术方式的选择 飞秒辅助超声乳化手术方式 (适用人群：高难度白内障手术，做过青光眼、视网膜及其他眼内手术，植入多焦点/三焦点人工晶体合并轻度散光的患者，硬核白内障，先天性或外伤性晶状体半脱位，独眼，角膜内皮差，高度近视，对手术有恐惧心理的患者，对视觉质量有高要求的患者)需要自费8000元 (　　) 普通超声乳化手术方式 (无特殊情况的大多数患者) (✓)

图8-7 侯先生白内障术前医患沟通问卷

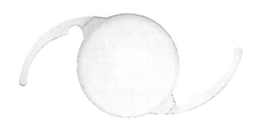

图8-8　侯先生植入的无衍射环EDOF人工晶体ICB00

代谢障碍,血糖升高引起眼睛内部的晶状体代谢障碍而造成的白内障。对于糖尿病性白内障患者来说,首要目标就是控制血糖。如果血糖控制不佳,则建议前往内分泌科就诊,必要时需要口服药物控制或者使用胰岛素注射治疗来稳定血糖。白内障严重的患者,在血糖控制平稳的前提下,可进行白内障超声乳化吸除联合人工晶体植入术。

病例5：远视合并早期青光眼的白内障

王女士，67岁，双眼远视，术前双眼矫正视力均为0.6，平日一直依靠远视眼镜和老花镜。近一年来双眼视远、视近模糊，来医院就诊后诊断为"双眼老年性白内障，双眼闭角型青光眼（临床前期）"（表8-3）。

表8-3　王女士术前验光情况

眼别	术前验光	裸眼视力 远/近	术前矫正视力
OD(右眼)	+2.00DS−1.00DC*95	0.4	0.6
OS(左眼)	+2.00DS−0.75DC*105	0.6	0.6

经过与王女士详细的术前交流得知，她是一名退休人员，平时爱好烹饪、看电视，日常有看手机需求，她希望通过手术将青光眼大发作"扼杀在摇篮里"，并且也能接受戴老花镜（图8-9）。

经过与王女士的充分沟通，结合术前用眼评估和她的眼部检查情况，鉴于她的角膜逆规散光稍大，我们为她制订了手术方案：飞秒激光辅助白内障超声乳化吸除联合人工晶体植入术（图8-10）。飞秒激光辅助白内障手术方式，既能减少内皮的损伤又能矫正散光，减少浅前房撕囊的困难。

白内障术前医患沟通问卷

　　尊敬的患者，为了更好地让医生了解您的用眼习惯及您对视觉质量的要求，**请填写以下问题(在以下选项中√)**。医生会根据您的眼部条件，用眼习惯等情况，推荐适合您的手术方式及人工晶体选择。

1.请填写您的年龄：　　　　67岁
2. 您的医保类型： 上海医保 （ ✓ ）　　　外地医保 （ 　 ）
3.目前/退休前工作(对应职业画圈○)：教师、律师、医生、财务、建筑设计师、司机、公务员、工人、农民、电脑工作者(公司职员)、其他　退休人员
4. 您的兴趣爱好/用眼需求(可画圈○ 多选)：读书看报纸、写作、做针线活、看手机、烹饪、炒股、打麻将、摄影、看电脑、看电视、打游戏、旅游、开车、运动、其他
5.日常生活中接受戴眼镜吗(戴老花眼镜/近视眼镜) 不想戴眼镜 （ 　 ）　　　　　可以接受戴老花/近视眼镜 （ ✓ ）
6.生活中有驾驶需求吗 只有白天需要开车 （ 　 ） 白天和晚上都需要开车 （ 　 ） 不开车 （ ✓ ）
7. 手术后您最希望获得的视力是(可多项选择) 近距离 (指读书、看手机、看药瓶说明书、写作、穿针引线等在40 cm左右的距离) （ 　 ） 中距离 (指炒菜、打麻将、看电脑、剪脚趾甲等在60~80 cm的距离) （ ✓ ） 远距离 (指看电视、外出、旅游等1 m以外的距离) （ ✓ ）
8.白内障摘除后，需要植入人工晶体，您对植入的人工晶体视觉质量的要求 所有功能性人工晶体看近距离都有一定要求 (33~40 cm) 期望有高质量的视觉质量 (术后无需戴镜) 人工晶体价格(2万元左右/眼) （ 　 ） 满足日常生活用眼需求 (术后基本无需配镜) 人工晶体价格(5000~12000元/眼) （ ✓ ） 提升视力 (但看近/看远其中一方需戴眼镜辅助) 人工晶体价格(650~5200元/眼) （ 　 ）
9.白内障摘除的手术方式的选择 飞秒辅助超声乳化手术方式 (适用人群：高难度白内障手术，做过青光眼、视网膜及其他眼内手术，植入多焦点/三焦点人工晶体合并轻度散光的患者，硬核白内障，先天性或外伤性晶状体半脱位，独眼，角膜内皮差，高度近视，对手术有恐惧心理的患者，对视觉质量有高要求的患者) 需要自费8000元 （ ✓ ） 普通超声乳化手术方式 (无特殊情况的大多数患者) （ 　 ）

图8-9　王女士白内障术前医患沟通问卷

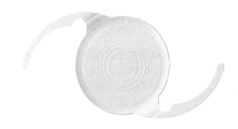

图8-10 王女士植入的景深延长型人工晶体ZXR00

手术很顺利,王女士双眼术后视力达到预期,右眼远、中、近视力达到了0.8、1.0、0.8,左眼远、中、近视力也达到了0.8、1.0、0.8。实现了完全脱镜,飞秒激光矫正低度角膜散光效果良好。

王女士非常高兴,她激动地表示:之前看远、看近都需要用到眼镜,现在出门不用戴眼镜了,真是方便不少,并且不戴眼镜比之前戴眼镜看得更清楚。本来以为术后还要戴着老花镜,没想到现在一副眼镜也不用戴了! 做白内障,把远视、散光都去了,这个手术做得值!

在屈光性白内障手术时代,我们会综合患者的情况,定制最合适的手术方案,让患者的眼睛不仅看得清,更能看得好、看得舒服,获得良好的术后视觉质量。这里还要提醒大家,一旦眼睛有不适,应当早检查、早发现、早治疗,以免对视功能造成不可挽回的伤害。

参考文献

1. 中华医学会眼科学分会白内障及人工晶状体学组.我国飞秒激光辅助白内障摘除手术规范专家共识(2018年)[J].中华眼科杂志,2018,54(5):328-333.

2. 侯静梅,刘健,刘洁,等.飞秒激光白内障手术的优势与局限性分析[J].中国中医眼科杂志,2019,29(3):249-251.

3. Nagy ZZ. New technology update: femtosecond laser in cataract surgery. Clin Ophthalmol, 2014,8:1157-1167.

4. Vickers LA,Gupta PK.Femtosecond laser-assisted keratotomy. Curr Opin Ophthalmol, 2016, 27(4):277-284.

5. 《白内障术前眼球生物学参数测量和应用专家共识(2023)》专家组,中国医药教育协会眼科影像与智能医疗分会,国际转化医学协会眼科专业委员会.白内障术前眼球生物学参数测量和应用专家共识(2023)[J].中华实验眼科杂志,2023,41(8):713-723.

6. 中华医学会眼科学分会白内障及人工晶状体学组.我国白内障摘除手术后感染性眼内炎防治专家共识(2017年)[J].中华眼科杂志,2017,53(11):810-813.

7. 中华医学会眼科学分会青光眼学组.中国合并白内障的原发性青光眼手术治疗专家共识(2021年)[J].中华眼科杂志,2021,57(3):166-170.

8. 中华医学会眼科学分会白内障及人工晶状体学组.中国白内障围手术期干眼防治专家共识(2021年)[J].中华眼科杂志,2021,57(1):17-22.

9. 中华医学会眼科学分会白内障及屈光手术学组.中国成人白内障摘除手术指南(2023年)[J].中华眼科杂志,2023,59(12):977-987.

10. 亚洲干眼协会中国分会,海峡两岸医药卫生交流协会眼科学专业委员会眼表与泪液病学组,中国医师协会眼科医师分会眼表与干眼学组.中国干眼专家共识：眼手术相关性干眼（2021年）[J].中华眼科杂志,2021,57(8):564-572.

11.李湘宁,李晓云.人工晶状体的发展趋势及展望[J].光学仪器,2017,39(6):77-83.

12.中华医学会眼科学分会白内障及人工晶状体学组.中国人工晶状体分类专家共识（2021年）[J].中华眼科杂志,2021,57(7):495-501.

13.中华医学会眼科学分会白内障及人工晶状体学组.中国多焦点人工晶状体临床应用专家共识（2019年）[J].中华眼科杂志,2019,55(7):491-494.

14.刘兆川,宋旭东.重视景深延长型人工晶状体在屈光性白内障手术中的应用[J].中华眼科医学杂志（电子版）,2021,11(4):193-197.

15. Akella S, Juthani VV. Extended depth of focus intraocular lenses for presbyopia[J]. Curr Opin Ophthalmol, 2018,29(4): 318-322.

16. Davis G. The Evolution of Cataract Surgery [J]. Mo med, 2016,113(1): 58-62.

17. Kretz F, Scholtz S, Auffarth G, et al. A Brief History of IOL Materials[J]. The Ophthalmologist, 2018, June 6. https://theophthalmologist.com/subspecialties/a-brief-history-of-iol-materials.

18. Kanclerz P, Toto F, Grzybowski A, et al. Extended Depth-of-Field Intraocular Lenses: An Update. Asia Pac J Ophthalmol (Phila), 2020, 9(3):194-202.

19. Alexandra L. Real-World Performance of Newer Intraocular Lenses[J]. Review of Optometry, 2021, Dec 15. https://www.reviewofoptometry.com/article/realworld-performance-of-newer-intraocular-lenses.

20.李筱荣.白内障与人工晶状体[M].北京:人民卫生出版社,2011.

21.葛坚,王宁利.眼科学[M].3版.北京:人民卫生出版社,2015.

结语

亲爱的读者朋友,读到这里,相信你对白内障已经有了更为全面而深入的认识。白内障,这个曾经可能让你感到陌生而恐惧的疾病,如今已在知识的光照下逐渐清晰。

在人生的旅途中,眼睛如同珍贵的明灯,照亮前行的道路。而白内障就像是这盏明灯上的阴霾,随时可能遮蔽人们的视线。但请记住,知识就是驱散阴霾的力量。通过阅读书中的内容,你已经迈出了守护眼健康的重要一步。

无论年龄、地域、职业,人们都可能面临白内障的挑战。然而,只要你心怀警觉,平时多关心自己的眼睛,及时采取正确的措施,就能够有效地预防和治疗白内障。

愿每一位读者都能成为自己眼健康的守护者,用科学的知识武装自己,让清晰的世界永远陪伴在身边。也希望这本书能成为你眼健康之路上的良师益友,在你需要的时候为你提供可靠的指引。

最后,再次感谢选择阅读本书。让我们一起告别白内障,共同迎接美好光明的未来。